U0054509

Intuitive Eating for Every Day

365 Daily Practices & Inspirations
to Rediscover the Pleasures of Eating

擺脫飲食的情緒勒索

「直覺飲食」運動創始人教你 10 項原則、
13 種靈感練習、365 天日常生活實踐，開啓身體、
心靈與飲食的對話，打造個人專屬的健康飲食法

伊芙琳‧崔伯（**Evelyn Tribole**）

常常生活文創

擺脫節食的情緒勒索

「直覺飲食」運動創始人教你 10 項原則、13 種靈感練習、365 天日常生活實踐，
開啟身體、心靈與飲食的對話，打造個人專屬的健康飲食法

Intuitive Eating for Every Day: 365 Daily Practices & Inspirations
to Rediscover the Pleasures of Eating

作　　者／伊芙琳·崔伯（Evelyn Tribole）
譯　　者／葉妍伶
責任編輯／趙芷渟
封面設計／黃舒曼

發 行 人／許彩雪
總 編 輯／林志恆
出 版 者／常常生活文創股份有限公司
地　　址／ 106 台北市大安區信義路二段 130 號

讀者服務專線／ (02) 2325-2332
讀者服務傳真／ (02) 2325-2252
讀者服務信箱／ goodfood@taster.com.tw

法律顧問／浩宇法律事務所
總 經 銷／大和圖書有限公司
電　　話／ (02) 8990-2588
傳　　真／ (02) 2290-1628

製版印刷／龍岡數位文化股份有限公司
初版一刷／ 2021 年 12 月
定　　價／新台幣 450 元
ISBN ／ 978-986-06452-7-9

國家圖書館出版品預行編目 (CIP) 資料

擺脫節食的情緒勒索：「直覺飲食」運動創始人
教你 10 項原則、13 種靈感練習、365 天日
常生活實踐，開啟身體、心靈與飲食的對話，打造
個人專屬的健康飲食法 / 伊芙琳.崔伯（Evelyn
Tribole）著；葉妍伶譯 . -- 初版 . -- 臺北市：
常常生活文創股份有限公司 , 2021.12
　面：　公分
　譯自：Intuitive eating for every day : 365
daily practices & inspirations to rediscover
the pleasures of eating
ISBN 978-986-06452-7-9（平裝）
1. 健康飲食
411.3　　　　　　　　　　　　110021102

FB ｜常常好食　　網站｜食醫行市集
著作權所有．翻印必究（缺頁或破損請寄回更換）

Intuitive Eating for Every Day
Copyright © 2021 by Evelyn Tribole
This edition is published by arrangement with InkWell Management LLC through
Andrew Nurnberg Associates International Limited.
All rights reserved.

致各位讀者：

願你不受壓抑地蓬勃發展。

願你知曉並掌握自我真相、
體驗與智慧。

成為穩健踏實、
不可動搖的個體。

目　錄

直覺飲食的十項原則

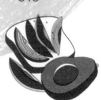

前言

直覺飲食是個人與身體、心靈和食物培養健康關係的道路。當你能夠真實地重視內在智慧與身體感覺,即可利用無窮的力量(容我稱作超能力)滿足自我需求。最終,這趟路程以自身無法撼動的真理定基,演變成親密的回歸之旅。當你擺脫節食文化重獲自由,將有更多能量和腦容量可以追求你的熱情和目標。說是改變人生也不為過!

不幸的是,我們多數人都被灌輸並沈浸在節食文化的訊息與飲食規範,付出認識自己身體的代價。造成困惑和不信任自己,因為我們向外尋求答案,然而最真實的智慧存在於體內。

我撰寫本書是為了幫助啟發和培養與身體智慧的連結。光憑理智瞭解直覺飲食還不夠,儘管這是好的開始。它需要仰賴練習、耐心和意念。

本書的每日練習與靈感,將會成為你的盟友和慰藉,共同對抗充滿節食文化的世界。它會引導、鼓勵並照亮你的直覺飲食之旅。若你想要學習直覺飲食的基礎與科學,我強烈推薦你閱讀《直覺飲食》(Intuitive Eating,第四版)以及《直覺飲食練習手冊》(Intuitive Eating Workbook)。

直覺飲食也可以終止家庭傳承的節食文化，免受無謂的折磨。透過我們個人的影響力和行動，從每次一個對話開始，我們可以改變這種文化。

廣義來看，請記得若身體無法帶給你安全感，將很難傾聽它的訊息和智慧。最終，我們需要徹底地包容，使直覺飲食適用於所有人——不分種族、性別、性取向、體型、能力與宗教。意味著我們需要積極地瓦解節食文化與壓迫體制，終結身體和體重嫌棄、種族歧視、貧窮、創傷、恐懼、能力歧視和仇恨。我們需要更謙卑地面對不同文化、知識和人生體驗，並且深入傾聽，為了互相理解、尊嚴、尊重所有身體而鋪路。

願你無條件地重視自己。
願你與身心和平共處。
願你重拾飲食樂趣。
願你免受折磨。

愛你的艾芙琳

直覺飲食的
十項原則

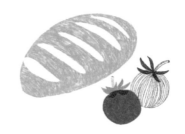

直覺飲食是一套富有同情心、自我呵護的飲食架構，以尊敬和尊嚴對待各種體型。它藉由「內感知覺」傾聽身體的感受，讓思想、情緒與本能可以精彩地互動。伊莉絲‧瑞胥（Elyse Resch）和我共同創造了直覺飲食模式，並且於1995年出版同名書籍。如今發行到第四版，有超過125份研究顯示直覺飲食模式的益處。以下概述直覺飲食的10項原則。請注意不能挑選其中1、2項執行，便自稱直覺飲食。

1. 拒絕節食心態
將節食計畫和誤導人們可以快速、輕鬆、持久性減重的文章都丟棄吧！面對鼓吹減重的節食文化，以及因節食無效、體重回歸而讓人覺得自己很失敗的謊言，你應該感到生氣。若心存希望，期待不久會有更好的新節食計畫，你將無法擺脫羈絆、自由地探索直覺飲食。

2. 滿足飢餓感

身體需要適當的能量和碳水化合物來獲得飽足感，否則會激起暴食的原始衝動。一旦飢餓過度，各種有意識、想要適量進食的念頭都會煙消雲散。學習滿足這種生物本能的第一道信號，才能奠定基礎、重建對於自我和食物的信任感。

3. 與食物和平共處

休戰吧，停止與食物對抗！允許自己無條件進食。若你告訴自己不可以或不應該享用某種食物，將會帶來強烈的剝奪感，令人產生無法控制的渴望，經常會導致暴食。當你最終「屈服」於禁忌食物，將會經歷強烈的進食過程，演變成如同最後的晚餐那般暴食、以及無法承受的內疚感。

4. 挑戰食物糾察隊

當腦中的聲音在你攝取低卡路里時表示「很棒」、吃下巧克力蛋糕時表示「很糟」，請大聲說「不」。食物糾察隊遵循著節食文化所創造的不合理規範。它們深植在你的靈魂深處，利用擴音器散播負面評論、令人絕望的言語以及自責的控訴。驅逐食物糾察隊是重返直覺飲食的關鍵。

5. 發掘滿足感的因素

日本人擁有將「愉悅」視為健康生活目標的智慧。當我們強制服膺節食文化時，經常忽略了生存最基本的禮物——飲食體驗帶來的愉悅和滿足。當你身處舒適的環境、享用真心渴望的食物，從中獲得的喜悅會成為讓人知足而樂的強大力量。

6. 感覺飽足感

為了滿足飽足感，你必須相信自己能提供內心渴望的食物。傾聽身體的訊號，瞭解自己不再餓了。觀察舒適飽足感伴隨的徵兆。進食過程中停下來，詢問自己食物的風味和目前的飢餓程度是如何。

7. 善待自己的情緒

食物限制可能會引發生理或心理層面失控，類似情緒性進食。請尋找溫柔的方式來安撫、滋養、轉移和解決個人議題。焦慮、寂寞、無聊和憤怒都是人生必經的情緒，各自有其觸發點與緩和方式。食物無法修復上述的任何感受，它或許能夠短暫提供安慰、轉移注意力、甚至令人麻木，但是無法解決問題。因為情緒性飢餓而進食，從長遠來看只會讓人更加鬱悶，終究需要處理情緒的源頭。

8. 尊重自己的身體

接受自己的基因藍圖。就像穿八號鞋碼的人，實際上不會期望穿上六號鞋子，對於體型有類似期待同樣只是徒勞無功（並且不舒服）。重要的是尊重自己的身體，才能接納真實的自我。假使對於體型或身材存有不切實際與批判的想法，便難以拒絕節食心態。所有的體型都應該有尊嚴。

9. 動態——感受差異

別管激烈運動了。只要保持活躍，並且感受差異。將注意力轉移至身體在動態時的感覺，而不是運動能夠燃燒的熱量。倘若你專注於動態的感覺，例如充滿活力，或許早晨會輕快地去散步，而不是按下貪睡鬧鐘。

10. 以溫和營養維繫健康

選擇滿足味蕾與健康的食物會讓人身心愉悅。請記得，維持健康不需要吃得完美。一份點心、一頓餐食或進食一整天不會突然導致營養失衡或不健康。重點在於長期持續的飲食習慣。進步才是要素，不完美也無妨。

如何使用本書

儘管本書以每日伴讀的模式分成365篇書寫，請自由依照個人合適的節奏閱讀。有些地方也許你會希望稍作停留或是跳過，待準備好再回頭閱讀。整體來說，這些練習和觀念都是相輔相成的，從頭開始很有幫助，不過請記得你可以隨時回顧任何內容。

直覺飲食的過程就是要成為自己的專家。無論是我、或是任何人和書籍都無法瞭解你的想法、經驗、情緒和背景。假使某個練習令人害怕或是會勾起情緒，暫緩日後再進行也無妨。若是苦無進展，你可能會考慮向專業認證的醫療人士尋求支持（特別是有飲食失調、創傷、身心疾病等情況）。全球有超過千位認證的直覺飲食諮詢師分布於23個國家，其資訊可以在IntuitiveEating.org的網站目錄查詢，站內也有免費的同儕支持團體可以尋求協助。

本書的「每週意念」單元，特別針對直覺飲食的10項原則（頁10），提供52個相關練習。其餘的12個單元則提供支持直覺飲食的意念與練習，將在下個段落總結。

首先，我們先來複習直覺飲食的10項原則：

1. 拒絕節食心態

2. 滿足飢餓感

3. 與食物和平共處

4. 挑戰食物糾察隊

5. 發掘滿足感的因素

6. 感覺飽足感

7. 善待自己的情緒

8. 尊重自己的身體

9. 動態——感受差異

10. 以溫和營養維繫健康

內文分類

以下是內文分類的各別簡介，它們於書中交錯出現。

本週意念
每週由直覺飲食的一項原則開始實踐，幫助培養並強化這項原則。

週間報到
評估你在特定的直覺飲食練習中做得如何，同時確認可能出現的挑戰與見解。

培養信任感
相信自己是直覺飲食的核心。然而反覆進行節食或飲食計畫，導致自信心被摧毀、產生自我懷疑。這些意念會協助辨識自信心的干擾物，喚醒能夠相信自己和身體的內在認知。

放下節食文化
節食文化如此誘人，即便你很清楚其毒性和傷害性，依舊難以放手。它不但會傷害自己與身體、心靈、食物之間的關係，也會影響生活中與伴侶、朋友和孩子的感情。這個單元藉由緬懷過程中失去的快樂、時間和精力，幫助你放下節食文化，

內感知覺

自我連結最深刻的形式之一，便是察覺身體感覺的能力。這種所謂的內感知覺是直覺飲食的基礎。個人與身體感覺的連結是辨識生理與心理需求的強大方式。

試想每種情緒都有身體感覺——害怕導致心跳加速、期待初次約會使腸胃緊張地蠕動。這些身體感覺在傳遞情緒的狀態以及可能的心理需求。同樣地，當你感受到膀胱滿溢的壓力、眼皮沈重，或是聽到需要滋養的肚子咕嚕叫，便是由身體感覺釋出強大訊息，使生理需求獲得滿足。

身體感覺與感官知覺都發生在當下。這個單元提供一些接地練習，能夠幫助你與當下和內感知覺進行連結。察覺不同的身體感覺有如直覺飲食的交互訓練——全部都相互連結。當你越能傾聽並連結來自身體不同的感覺，幫助就越大。

實踐肯定語

研究顯示培養正面肯定的習慣可以有效地促進改變、增加幸福感。為了使這個單元更有意義，我添加了實踐性，幫助培養身體感覺以及個人與肯定語的連結。我的個案都覺得加上肯定語帶來不同的感受，希望對你而言亦是如此。

自我同情

在感受失敗或不足時，自我同情能夠以溫柔的內心對待。研究顯示自我同情是克服完美主義、身體不滿意與飲食缺陷的有力要素──最終協助成為直覺飲食者。

欣賞身體

欣賞身體是培養直覺飲食的另一個關鍵，保護自己免受節食文化傷害。假使你與身體交戰，不太可能會聽從它的指示，更別說回應其訊息和智慧。這點無關「愛自己的身體」──而是欣賞和尊重身體。

自我照顧

當你過勞或筋疲力竭時，很難注意到身體的訊息。自我照顧對於每日機能和生活發展很重要──需要重視並獲得充足睡眠、健康照護、在專案和會議間創造餘裕空間。這是善待自己的行為模式，以對待摯友和愛人的方式對待自己。

餐間冥想

餐間冥想的目標是幫助培養感激不同的滋養方式。

情緒與渴望

食物的渴望有時候來自情緒或是未滿足的需求。我們過於頻繁地壓抑、無視或否認情緒的存在。然而必須能夠感受情緒，才能管理情緒。這些反思和練習將會有助於理解。

愛的界線

為了使需求獲得滿足，必須設定愛的界線——溝通自己希望被對待的方式。設定並維持界線是照顧身心和情緒健康的方式，亦是重要的人生技巧，避免節食文化侵入個人的空間。

直覺飲食小語

這些金句有助於提醒你直覺飲食這條道路和過程中的特質。

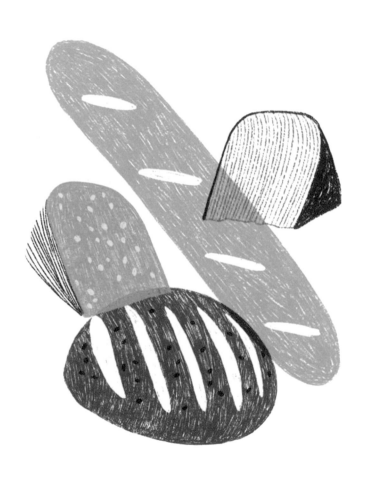

原則一 ｜ DAY 1-42

拒絕節食心態

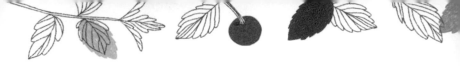

本週意念
識破節食文化

節食文化非常狡猾，不斷以健康、生活風格、身心健全的偽裝推陳出新。問題在於，無論它如何隱姓埋名，根源都是相同的：延續肥胖恐懼症、身材厭惡、失去自我連結的現象。想要揚棄節食文化，必須先有辨識能力。唯有透過知覺，才能夠創造有意義的改變。

本週目標： 無論在哪裡，只要看到和聽到節食文化就要辨識出來，並且在内心呼喊。類似小朋友的抓鬼遊戲。留意這些來源：朋友、同事、家人的對話；廣播、網路影音、社群媒體、電視、電影、宗教場所、健身房、髮廊、美甲沙龍、健康照護機構、教室、廣告、雜貨店、陌生人閒聊。

辨識節食文化不是為了批判他人，而是要注意它無所不在。不僅如此──注意節食文化讓你對於自己的身體、飲食和整體狀態帶來什麼感覺。

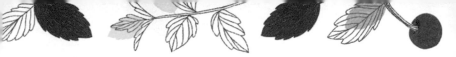

Day 2

培養信任感

第一步就是信任

在直覺飲食的道路上，踏出了第一步就是相信自己，感到懷疑與不安完全是正常的。試著避免將自己的進展與他人相比。每個人都有其獨特背景，根據原生家庭、節食期長短、身體厭惡程度不同而異。因此，個體和身體、心靈、食物培養健康關係所需要的時間也不盡相同。

這是一趟自我連結和療癒的內在旅程，途中包含學習與忘卻、自我探索與成長。開始時，可能會感覺像是憑藉信念奮力一搏，這樣完全是正常的。

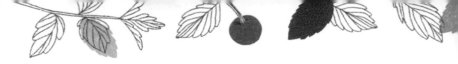

Day **3** 内感知覺
深入傾聽身體語言

身體感覺是個人身體的語言——它不斷地進行交流，無論你是否察覺到！起初，傾聽身體就像是進入喧鬧的派對。剛走進去時，沒有明顯的對話，只有眾多同時交談的聲音混雜在一起。然而，當你認出熟悉的面孔後，打過招呼便開始聊天。開始時，需要保持專注才能聽見對方說話的內容，不過很快地，對話逐漸清晰、背景的雜音似乎消逝了。這個過程對多數人而言是自動的，經常不會意識到需要專心聆聽。這是你已經知道如何做的事了，真的！這項挑戰是練習將注意力放在身體感覺上。

Day **4** 週間報到
你目前注意到哪些節食文化？

當你聽到節食文化的語言或是看到相關行為，對自己會有什麼影響？你會開始比較嗎？或許它讓你感到氣憤或焦慮？它讓你產生自我懷疑嗎？感受不分對錯，只要留意就好。

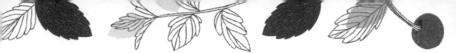

Day
5

欣賞身體
身體是自己的家

你不是一個身體,而是擁有一個身體,收容著意識、靈魂、精神、生命力(你可以用各種讓你有共鳴的詞彙)。倘若你將身體視為餘生的家會是如何?它是你唯一的家,體內的每個細胞是其中的一部分。你不需要喜歡自己的家,重要的是賦予尊重,並以尊嚴對待它。什麼樣的居家環境能夠培養對自己的慈愛、讓你感到賓至如歸?哪些室內裝潢可能需要整修——或許是自我談話的方式、對待自己的方式?

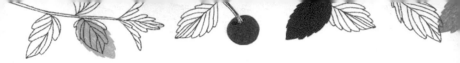

Day 6

自我同情
你會對朋友或愛的人說什麼？

你對自己說話的方式會深刻地影響心理狀態。自我同情是一個重要工具，有助於培養以仁慈、理解的態度對待自己。換位思考能夠幫助平息內在節食文化對內心的霸凌。實踐自我同情，可以用詢問自己的方式：在這種特殊情況下，你會對朋友或愛的人說什麼？倘若你是家長，會對孩子說什麼？

> **練習**
> 若你發現內在的惡霸發起嚴厲地批判和評論，你會對親愛的人說什麼？

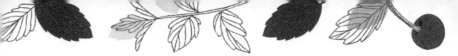

放下節食文化
告別節食文化不代表捨棄健康

人們經常害怕告別節食文化意味著拋棄健康。真相剛好相反！追求減重會導致體重反覆增減、暴食、體重停滯、不滿意身材、增加飲食失調風險等不健康的結果。嚴格的「健康」飲食也會有類似的危害。別忘了，心理健康是整體健康的基礎，擔心所有攝入的食物不會滋養你的身心。

想要感覺良好完全沒有錯。我們可以追求充足睡眠、享受有趣活動、培養有意義的人際關係等長遠的健康行為。當你放棄追求節食或飲食計畫，將有更多時間嘗試促進健康。請記得，體重不是一種行為。

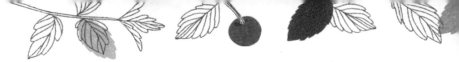

本週意念
如何辨識偽直覺飲食

隨著直覺飲食運動的興起,許多減重公司利用其人氣調整行銷策略。別被騙了——他們的根源依然是節食文化。節食就是節食,無論你如何稱呼它。以下是以反節食話術偽裝的線索:

- 自稱是以科學、心理學或正念飲食為基礎的計畫,但是會要求計算熱量、點數、營養或食物群。

- 允許在特定時間內食用任何想吃的東西,然而進入禁食時段就不能吃,餓了也不行!

- 這個計畫由醫療團隊監製,為了使身材消瘦,要求戒斷食物群、熱量或營養。(不幸地,醫療照護產業也受到節食文化綁架。)

- 對比前後照片進行推廣,當作計畫成效的「證據」。

- 宣導減重帶來快樂和健康的觀念。

- 整個計畫可以破戒。

- 以狹義的體重、身材或尺寸標準來定義計畫的「效果」。

本週目標:從社群媒體、談話性節目、廣告、遵循減重計畫的朋友身上注意減重計畫如何狡猾地推銷。這個練習是為了提升察覺能力。

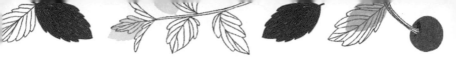

Day
9

直覺飲食小語

直覺飲食
是一場單人旅程——
只有自己知道
身體需要什麼。

Day
10

自我照顧
自我更新是善待自己的行為

自我照顧的重點是更新和修復,而不是寵溺自己。它主要替你的電池充電、滿足基本需求,讓人感覺精力充沛與平衡——無論是為了工作、學業,或是幫助他人。當你感到精疲力竭、承受壓力時,很難傾聽來自身體的訊息,更別說是回應。有些最重要的自我照顧活動兼具免費、平凡、簡單、必要等特色,例如充分休息或參加心靈練習。

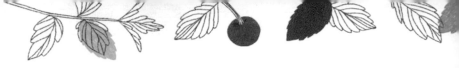

週間報到

Day 11 你有沒有發現任何暗藏節食文化的訊息？

你有沒有注意到任何計畫、服務、廣告或社群媒體文章打著直覺飲食、科學、正念或心理學的旗幟？關鍵在於對這些訊息感到好奇和質疑，識破計算營養或熱量、戒斷食物群和任何無視身體需求的節食行為。

愛的界線

Day 12 設定界線的重要性

設定界線——與他人相處的底線，是維繫自我和他人健康關係的關鍵。如此可以保護個人的時間、精力、情緒和身體健康等珍貴資源。這些界線亦是遠離或揚棄節食文化的重要工具。

感覺過分投入、怨恨、觸發情緒、精神消耗、處於過勞邊緣都是付出太多健康成本的跡象。設定界線在這裡會如何提供支持？它在你的人生中會是什麼樣子？

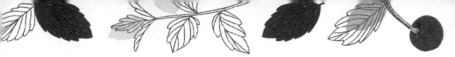

Day
13

實踐肯定語
手撫心口——強化

肯定語是關於自己的一種陳述，宣稱個人內在既存的正面特質、力量或價值（儘管你還不太相信！）許多研究顯示培養正面肯定的習慣有顯著益處，包括提升幸福、重建大腦迴路，以正面態度看待自己[1]。

以下方式有助於實踐肯定語，使其充分發揮作用：

1. **將手放在心口**。這個滋養的動作會釋放催產素（oxytocin）—— 一種促進健康的天然賀爾蒙，提供抗壓效果、療癒和連結的感受。

2. **將體驗到的正面感受強化、視覺化**。我會在下個段落引導你進行。

練習
讓我們來嘗試這個肯定語：「我是惹人愛的。」
將手放在心口。若覺得有幫助，接下來可以閉上雙眼。回想讓你感到被愛和安全的一個情境、人物或是事件。清楚地喚醒記憶，專注於被愛的感受。當情境在腦中變得清晰，將意識放在被愛的感覺上。

連結這個感覺狀態，手仍然放在心口，緩慢地重複三次：**我是惹人愛的**。

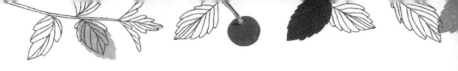

Day 14　培養信任感
你在什麼時候被告知不能信任
自己的身體？

你並非天生認為自己的身體不可靠或不值得。每當開始節食，
自我信任就會被中斷。若你在年輕時開始節食，這種違背信任
感扎根地更深。每當你否認身體的飢餓感，信任便一再地被破
壞。如此會產生自我懷疑，逐漸變得困惑。要知道每次你與身
體建立連結，便是在重建神聖的自我信任。

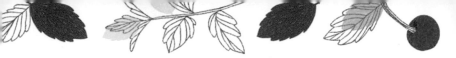

Day 15

本週意念
策劃你接收的社群媒體

社群媒體上傳播的美圖飲食文章、修圖後的身體、套用濾鏡的自拍照，可以輕易觸發節食和身材比較的心態。為了自己可以做的最棒事情之一，就是停止追蹤任何讓人對於飲食或個人身體感到內疚或恥辱的帳號，包括強調有害、令人恐懼的健康訊息。

本週目標：探索提供支持、令人提振精神、倡導飲食自由和接納身體的帳號。尋找關注多元體型、尺寸、性別、年齡、能力與種族的正面帳號。為了幫助起步，可以先從以下的Instagram帳號開始：

@iamlshauntay
@benourishedpdx
@napministry
@bodyposipanda
@eathority
@bodyImage_theraplst
@laurathomasphd
@diannebondyyogaofficial
@thebodyisnotanapology
@dietitiananna
@thebodypositive
@foodheaven
@beauty_redefined

@iamohrissyking
@thephitcoach
@foodpeacedietitian
@thetrillrd
@heytiffanyroe
@the_queer_counselor
@i_weigh
@yrfatfriend
@drrachelmillner
@decolonizing_fitness
@allgendernutrition
@ragenchastain
@thefatphobiaslayer

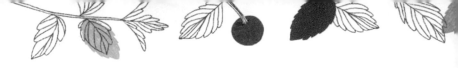

情緒與渴望
Day 16 歡迎情緒這位意外訪客

回教蘇菲派（Sufi）詩人魯米（Rumi），在其經典詩作《客房》（The Guest House）中建議我們將所有的情緒當作意外訪客來招待，因為它們是強大的嚮導。確實，情緒是辨識我們需求的入口，倘若能夠問候和歡迎所有情緒，試想會有什麼可能性。它們是認識真實自我的能量管道。然而，我們過於頻繁地忽視不喜歡的情緒，只想嘗試掌握自己喜歡的部分。

長期追求飲食計畫並嘗試改變體型，會讓人無法真正地認識自己和情緒。節食和過度運動一樣，可以當作一種應對機制，最終讓人與自身的感覺失去連結。

負面情緒可以轉化成智慧──但是需要感受它們才能實踐。例如：

- **寂寞**使人重視有意義的互動，並且尋找培養互動的方式。

- 失去的**悲傷**使人更深刻地珍惜當下，不會將關係視為理所當然。

- **憤怒**可以成為要求加薪或是設定界線需要的能量。

感受自我感覺的想法可能聽起來極度脆弱、令人恐懼。你不需要將自己完全浸入情緒，可以一點一點地容納它們。適時暫停也沒關係，最好帶有意識和意圖進行練習。若覺得很困難，可以和接受過直覺飲食訓練的治療師洽談。

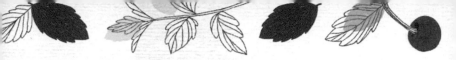

Day 17

直覺飲食小語

我的身體需要
無條件地滋養，
無論昨天吃過什麼。

週間報到
接收多元的媒體與網路廣播內容

你有發掘任何新的Instagram帳號嗎？當你用正面多元的圖像圍繞著自己、脫離節食文化，你可能會察覺自己的感覺產生變化。減少被節食文化訊息淹沒的感覺如何？

加碼選項：我強烈推薦收聽這些網路廣播節目：克莉絲緹·哈里森（Christy Harrison）的《**Food Psych**》、溫蒂·羅培茲（Wendy Lopez）和潔西卡·瓊斯（Jessica Jones）的《**Food Heaven**》、蘿拉·湯瑪斯（Laura Thomas）的《**Don't Salt My Game**》。

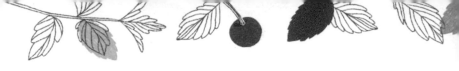

Day 19

内感知覺

關注自己的身體，如同期待一則重要訊息

我們每天往往會留意手機數次，熟悉的訊息提醒會讓你停下手邊動作。倘若很重要，你可能會放下一切先行回應。假使將身體感覺視作個人的生理訊息會是如何？若是善意地提供身體同等的注意力、檢查可能需要注意的身體訊息會是如何？

Day 20

放下節食文化

你的原因是什麼？

思考為什麼想要放下節食文化（除了節食無效的事實）是一個有價值的練習。洞悉**原因**有助於抵抗走回頭路，避免追隨最新、最好的節食／生活風格／飲食計畫，無論以何種名稱示人。你的初衷或許如下：

- 我想要重拾人生。
- 我想要充分活在當下。
- 我想要終止對食物和體型的焦慮。
- 我想要飲食和體型自由。
- 我想要停止家中的節食文化。
- 我想要停止飲食困擾。
- 我想要終止被飲食愧疚和身體嫌棄的感覺所吞噬。

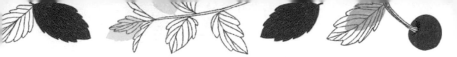

 Day 21 自我同情
自我同情的三個關鍵步驟

自我同情專家克莉絲汀‧內芙（Kristin Neff）博士創造了簡單的架構，有助於培養自我同情：

1. **哎呦！請體認受苦的時刻，無論多麼渺小。** 包括造成傷害的自言自語、行為、情緒和處境。

2. **肯定磨難是人生的一部分。** 你在受苦的過程中不孤單，掙扎是正常的。

3. **對自己說些仁慈的話。** 可以由此句型開始：
   願我＿＿＿＿＿＿＿＿＿＿＿＿＿＿＿＿＿＿＿＿＿＿

   - 對自己溫柔。

   - 對自己有耐心。

   - 接納自己。

   - 原諒自己，放下過錯。

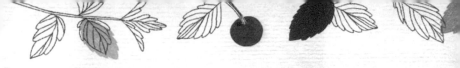

 Day 22

本週意念
放下食物度量衡

許多節食方案、生活風格或飲食計畫都要求稱量食物。除非遵循食譜或是有特殊疾病,否則真的不需要進行稱量。你的身體不是機器,它值得你信任。

本週目標:回想自己可能習慣稱量的食物——例如穀片、堅果、肉類、油脂、抹醬和飲品。同時考慮細微的測量方式,像是用手當作份量指標。本週可以放下哪些食物不再稱量?

 Day 23

餐間冥想
願我滋養每個細胞

感謝我的身體,允許我今日所做的一切。
感激每個細胞,孜孜不倦地為了我的存在而運作,
從跳動的心臟細胞到呼吸的肺臟細胞。
願我滋養所有器官裡的每個細胞,使其充分滿足。

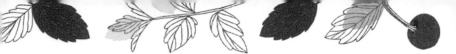

欣賞身體
創造個人小語──
「我不僅是身體」

人類的生活目標不是為了來到地球被打量和物化。你不僅是身體，專注於外在條件、將自己的身材與他人相比就是在物化自己，導致快速走向不幸福。這個困境裡不只有你一人，因為它是一種文化認可的客觀形式，延續內在對體重的恥辱。

隨著他人對身材無情的指點，你開始將自我價值、自我認同與外表合而為一，而不是真實的自己。如此演變成自動的思考過程，若未加以控制，便會以外表定義你這個人。重複提醒自己不僅身體將會有幫助。你也可以創造專屬小語，也許以下有適合你的：

- 我不僅是一副身體。
- 身體不能定義我的價值。
- 身體與我的品格優勢無關。
- 身體是我餘生的家。

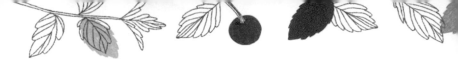

Day 25 週間報到
你放下了哪些度量衡？

若長時間稱量食物，可能會對此感到畏懼。沒關係，按照自己的節奏進行就好。不需要一次將全部放下，或許從一種食物、餐食或點心開始。隨著時間和反覆練習，將會更容易。

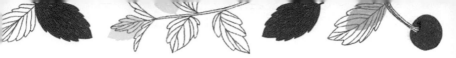

 Day 26 培養信任感
留意運作的身體

留意是一種強大的練習。我們經常將日常活動視為理所當然，保持好奇心並留意身體如何運作。

留意：

- **身體呼吸**。將意識集中在肺部。留意吸氣與吐氣的過程。留意若你願意，可以控制呼吸。

    試想：身體怎麼知道如何呼吸？

- **心臟跳動**。將手指置於手腕上、找到脈搏。留意每個跳動節奏。

    試想：身體怎麼知道如何透過心臟輸送血液？

- **眨眼睛**。留意你可以控制眨眼睛的動作。

    試想：眼瞼怎麼知道如何眨眼睛？

- **膀胱滿溢**。留意你可以選擇排尿的時機。

    試想：身體怎麼知道如何排尿？

培養對於身體運作的意識有助於建立連結和信心，信任身體會自行調節，包含知道何時需要進食。

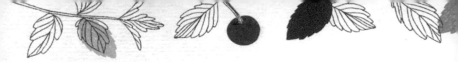

直覺飲食小語

我選擇讓身體滿足
並且感到愉快的食物。

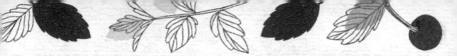

Day 28

實踐肯定語
我是惹人愛的──自我擁抱

這個技巧稱作自我擁抱或蝴蝶式擁抱。這個滋養動作也可以釋放催產素。將雙手置於對側手臂或肩膀上（手臂會交叉）。

你的感覺如何？比起將手放在心口的感覺有何不同？個人的偏好沒有對錯。

練習

讓我們嘗試用蝴蝶式擁抱搭配肯定語「我是惹人愛的」。

採取放鬆坐姿，將雙手置於對側肩膀。回想感受到被愛的特定時刻。（可以思考激發這種感覺的情境或事物──例如一場活動、一個人的行動或言語、喜愛的寵物。）當腦中浮現清晰的情境，將意識放在被愛的感受。

在這個狀態下，雙手呈蝴蝶式擁抱，緩慢地重複三次：**我是惹人愛的**。

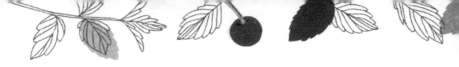

Day 29 本週意念
準備好刪除飲食追蹤的應用程式了嗎？

成為直覺飲食者的一部分要將注意力轉移至身體衍生的感受，藉此引導進食決定。將進食決定分派給應用程式或追蹤表會讓你和身體失去連結、產生質疑。應用程式不瞭解身體的任何需求、偏好與飢餓感。研究指出這些追蹤的應用程式與飲食失調行為的形成和延續有關[2]。

本週目標：倘若完全授權自己刪除飲食和運動追蹤的應用程式會是如何？若覺得跨太大步，不妨留意（無批判性）使用這些應用程式帶給自己的感覺？

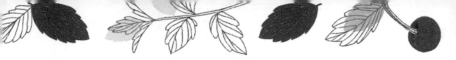

Day 30 自我照顧
呵護自己的小動作

今天可以進行哪些呵護自己的簡單活動，稍微帶來充電的感覺？或許你可以

- 閉上雙眼休息**15**分鐘。

- 請伴侶或室友準備或外帶晚餐。

- 今晚早點睡覺。

- 準時下班，不要加班。

- 泡澡代替淋浴，多一點放鬆的時間。

- 看夕陽。

- 看日出。

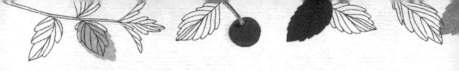

Day 31

愛的界線
無需解釋地說「不」是一道界線

設定界線最直接的方式之一，就是無需解釋地向請求說「不」。
你不是小孩，沒有義務要解釋。這麼做可能會感覺很難，特別
是對於傾向討好別人的人。

嘗試以下回覆：

1. 不。

2. 我很想，但是我不能。

3. 不，但願我可以（後半句只適用於處境有共鳴的場合）。

4. 我很失望必須要推辭。

5. 不，但是謝謝你想到我。

Day 32

週間報到
關於飲食追蹤應用程式，你注意到了什麼？

你能夠將追蹤的應用程式刪除嗎？若刪除了，感覺如何？若尚
未刪除，是否有留意使用應用程式監控飲食帶給你的感覺？下
一步可以是乾脆不要用，就算每天只用一次、記錄一餐。

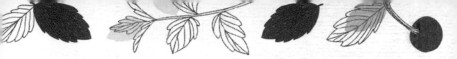

Day 33 内感知覺
普遍協調的問題

若長期未與身體連結，培養傾聽身體感覺的能力可能令人畏懼。許多人只有頸部以上活著──困在思想的教條裡，無法真正理解自己的感受。

發展內感知覺是將注意力轉向內部。從這個普遍協調問題開始反思：

此刻的我感覺如何──喜悅、不悅、普通？

倘若不清楚也沒關係。只要提出這個問題、傾聽回應就是很好的練習。請注意，這個問題不是要詢問你的情緒或當下的飢餓程度。它是廣泛的自我檢查問題，將你和身體進行連結。當你經常傾聽身體的體驗，就會瞭解越多。

> 練習
> 一日之中暫停數次，詢問自己這個普遍協調的問題。觀察自己的反應在一天內的變化。

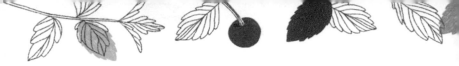

Day 34

放下節食文化

節食文化的代價和傷害：時間

充分瞭解追求縮小體型所付出的代價會很有幫助。這個過程無關批判、嫌棄或嘲笑，而是將情緒盤點，讓直覺飲食的道路更順利（尤其當你的部分內心想要多嘗試一種飲食計畫、排毒方案、30 日挑戰或任何節食名義）。

反思你花了多少時間專注在追求改變體型。試算為了準備食物、購買特殊商品、猶豫是否該吃所奉獻的時數。捨棄節食文化，可以獲得多少時間？有了這些時間是否能改善生活品質？

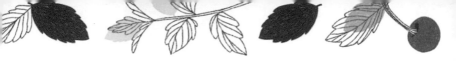

Day 35

直覺飲食小語

直覺飲食是一種
深入傾聽內在的練習。

Day 36 本週意念
放下食物標籤

食物包裝不知道你的飢餓程度或滿足身體所需要的食物份量。然而,你有多頻繁地讓食物標籤告訴自己該怎麼做?如此使用食物標籤,是一種以外在因素引導飲食決定的隱晦方式,並非聽從身體。倘若吃完食物標籤上的建議份量仍然覺得餓該怎麼做?

本週目標:練習捨棄以食物標籤決定進食份量。本週嘗試在不看食物標籤的情況下攝取一些食物。

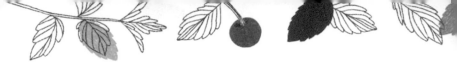

Day **37**　自我同情
你會如何對待小狗？

自我同情不僅限於對自己說話的方式，還包括對待自己的方式。若你習慣在察覺自己因為違反飲食規則等「不好的行為」而責罰自己，將不容易實踐自我同情。以小狗的形象比喻可能會有幫助。小狗會喚醒我們天生的溫柔與處事方式。見到小狗，你自然知道該怎麼做：溫柔地接近、避免嚇到牠。當然，你絕對不會刻意傷害小狗。倘若我們以這種方式自我同情呢？

想像與沉思：留意自己如何接近小狗——你會緩慢地朝牠靠近？你會如何跟小狗說話？你是否會友善地對待小狗，就算牠犯錯？

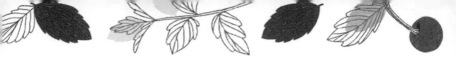

Day 38

培養信任感
修復自我信任

自我信任可以培養和修復。過程涉及學習仰賴內在資源（情緒、認知、體感）遊歷世界，這點對心理健康至關重要。請將身體視為自我信任導航系統的重要元件。

節食文化破壞了自我信任，讓我們完全失去它。當你和身體交戰，或是認為它要達到某些目標才能過上想要的生活，本質上你活在自己的條件下。

人本主義心理學派創始者卡爾·羅傑斯（Carl Rogers）表示無條件地正面看待自己，會促使自我信任發展。意味著完全接納自己——優點、弱點和全部特質。這對於蓬勃發展和自我實現至關重要。

問題不是你的身體——而是節食文化投射在身體上的自我價值、品德和身份認同。身而為人，學習如何無條件地正面看待和接受自己是通往自由之路。

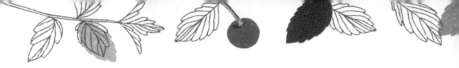

週間報到
留意食物標籤如何影響思緒

減少檢查食物標籤的次數,有什麼想法和感受?請記得身體有自己的內在指南針,能夠幫助駕馭飢餓感、飽足感,以及最終攝取的食物份量。

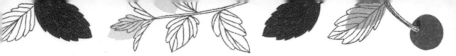

情緒與渴望

Day 40 五種核心情緒

研究情緒的科學家普遍認同有五大核心情緒：

憤怒、恐懼、厭惡、悲傷和享樂。

當然，情緒有許多細分方式[3]。能夠越清楚辨識和真實感受情緒，你的情緒素養將會越高，最終有助於滿足各種需求。倘若成長的環境不允許表達感受，或是甚至這麼做會遭到懲罰，那麼這個步驟會比較難（不過仍然有可能學會！）

> **練習**
> 當你度過一天時，好奇地留意自己的情緒。你是否能夠辨識它們？你會如何描述這些情緒：愉快、不悅、平常心？什麼原因讓你察覺到這種情緒？是類似發熱和緊繃的身體感覺嗎？還是因為事件觸發，讓你感受到情緒變化？

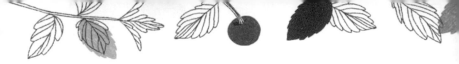

 Day 41 實踐肯定語
我在學習和成長

學習新事物難免會步履蹣跚。它是成長過程的一部分——更不用說是人之常情。不幸的是,節食文化強化了完美主義與不成功便成仁的觀念。這個練習肯定了成長和學習之路是由摸索與錯誤所構成,而非完美主義。

> **練習**
> 重拾你在學習新事物的時候,因為進步而感到充滿希望和自豪的情境(可以是學習新的運動、樂器、食譜、語言,或是掌握新技巧等任何事情)。當腦中清楚浮現當時的情境,將意識集中在自豪的感覺。現在,強化這份感受(只要清楚地回想,並且專心感受便足以放大自豪的感覺)。
>
> 在這種感覺狀態下,手撫心口或自我擁抱,緩慢地重複三次:**我在學習和成長。**

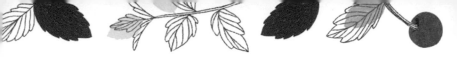

直覺飲食小語

滋養我的身體是一種善良
和尊重自我的行為。

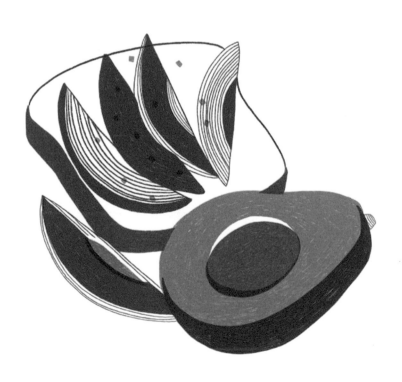

原則二 | DAY 43-77

滿足飢餓感

本週意念
你的第一個飢餓訊號是什麼？

身體在需要營養時會釋放飢餓訊號，這些訊號在每個人身上的表現方式不同。初期的飢餓訊號通常很細微，能夠及早發現會有幫助。有些人藉由空腹或微弱的咕嚕聲感受到飢餓；有些人想到食物便感到飢餓──沒錯，飲食的愉悅想法也是正常的飢餓體驗。隨著飢餓感開始增加，感受會越趨清晰，有時候可能會不舒服。有些人會經歷情緒變化或是無法專心和集中注意力；有些人可能會感覺稍微疲倦或想睡，儘管前晚一夜好眠。

本週目標：注意你的初期飢餓訊號。訊號出現後，多久開始進食的感覺最好？你觀察到什麼模式？

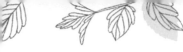

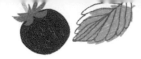

欣賞身體
欣賞身體是培養直覺飲食的關鍵

欣賞身體是為了與自己建立更深層的連結和共生關係所奠定的基礎。透過內感知覺傾聽身體需求是一回事（這點很棒），然而即時回應這些訊息也同等重要。

2017 年的一份女性研究發現，對於直覺飲食者而言，欣賞身體是內感知覺和反應能力之間的主要緩解因素[4]。當她們依賴內在飢餓感和安全感提示，為了生理需求而非情緒原因允許自己無條件進食，她們則更有可能關心自己的身體。

Day **45**

自我照顧

自我照顧是重要的優先事項，而不是自私

當情緒和身體能量低落時，很難為別人付出和服務。因此將恢復能量視為優先事項很重要。這種轉變對許多人而言會是很大的障礙，因為他們認為這樣很自私。其實不然！即便是飛行員也有強制休息期，因為休息是安全執行任務的必備要素。

這種自我照顧是必需品，不是放縱的奢侈行為——對於提振身體、心靈、精神至關重要。這些復甦活動通常很簡單，像是睡眠充足（除非你是新生父母！）。亦可設定時間進行冥想、禱告。

Day **46**

週間報到

你的飢餓模式

你注意到自己有哪些飢餓訊號的模式？或許你的飢餓感由腹部的細微感受開始，隨著情緒轉換而增強。感受飢餓的方式不分對錯，關鍵是瞭解和辨認它在自己身體裡的感覺。

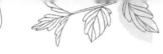

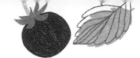

Day 47

餐間冥想

食物不僅是營養和燃料

願我體會食物滋養我與他人的連結。

願我欣賞食物是諸多文化共享的體驗。

願我重視食物可以替我提供滋養和安慰。

願我尊重食物是生命的禮讚。

Day 48

放下節食文化

節食文化的代價和傷害：
內心反應的平靜

人們在追求縮小體型或是以健康之名吃得「完美」的同時，經常以忙碌、焦慮感伴隨雜音、放空來描述其心理狀態。你也是這樣嗎？

回想你在節食、限制或遵循某種飲食計畫的心理狀態。倘若你能與食物、身體和平共處，免受節食文化荼毒，生活品質將會如何？會有什麼不同？

培養信任感
Day 49 每次一口，重建信任感

每當你滿足自己的飢餓感，便是與身體重新連結、重建信任感，慢慢來。每吃一口，就說「我照顧你。」不要小看自我連結的療癒行為。

別害怕，這趟重返真實自我的旅程非常有效。它需要耐心、仁慈，並且重新學習如何自我連結。今天你能夠放下哪些完美主義傾向或期待？

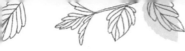
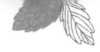
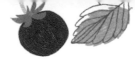

Day **50**

本週意念
留意愉悅的飢餓感

多數人都很熟悉原始、急迫的飢餓感——「別擋路,快給我食物」的那種類型。我經常詢問人們「你覺得愉悅的飢餓感是什麼感覺?」最常見的反應通常是沈默地看著我,接著真誠地問「什麼意思?」

節食文化將飢餓感視為應該畏懼或否認的邪惡感受,然而飢餓感其實是禮物——提醒你需要補充養分的身體線索或感覺。初期的飢餓感通常是微弱和愉快的體驗。你會開始想著食物、期待下一餐——進食聽起來很誘人。胃部可能會有點空虛感、發出咕嚕響,也可能沒有!每個人的身體感覺不盡相同。

本週目標:試圖留意愉悅的飢餓感,以及它在身體裡的感受。觀察你需要做什麼才能夠將其辨識——例如暫停活動、檢視自己。探索和對照在愉悅飢餓感和原始急迫飢餓感的情況下進食,感覺有何不同?你偏好哪一種?

Day
51

直覺飲食小語

別人攝取的食物種類和份量
不符合**我**身體的獨特需求。

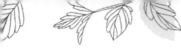

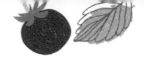

内感知覺
描述你的身體感覺

Day 52

身體感覺的範圍可以從腹部微妙的飢餓感,延伸至踩到尖銳物如刀割般的疼痛。下表所列的描述詞彙,有助於你與身體感覺連結。可以將此頁標記以便參考。

身體感覺列表

觸感	自在/不適	形狀	動作	溫度
凹凸不平	緊握	帶狀	收縮	炙熱
凍結	收縮	塊狀	鬆弛	寒冷
飽滿	斷線	條狀	漂浮	涼爽
粗糙	乏味	彎曲	緊張	炎熱
打結	空虛	空洞	跳躍	冰凍
結塊	沈重	刀狀	搏動	冒汗
濕潤	輕盈	蕾絲狀	發熱	和煦
帶刺	開放	卵石狀	不安	溫暖
光滑	麻木	繩狀	刺痛	
緊繃	放鬆	管狀	悸動	感覺品質
濃稠	窒息		緊繃	普通
緊繃	放空		刮傷	愉快
木質			焦慮	不悅

週間報到
Day 53 偵測愉悅的飢餓感

你是否能夠偵測到微弱、愉悅的飢餓感？這種感覺很細微，需要依靠知覺、意願和身體的連結。在聽到和辨識出微弱的愉悅飢餓感之前，可能需要花一段時間。剛開始會感到沮喪，這是完全正常的。記得，它需要練習和時間。

自我同情
Day 54 自我同情是一種練習

自我同情的想法對許多人而言很新穎。你可能會喜歡善待和支持自己的方式，然而在精神上重視這個想法、認為自我同情對他人很重要這些都不夠，重要的是必須自我實踐。若你的人生多數時間都充滿自我批判的對話，自我同情的起步可能會很困難和顛簸。請記得，這就像是學習一種新語言——對自己友善和支持的語言。這需要時間。

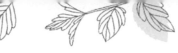
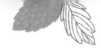
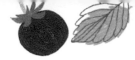

Day 55 實踐肯定語
我本具足，如我所是

我們的文化消費主義讓人們認為自己有所不足，必須加以調整和改善。資本主義和節食文化延續了我們的不安全感，並且從中獲利。

練習

重拾你認為自己很充足的情境，擁有所有造就你的人格特質。思考讓你感到別無所求的情境。如果很困難，可以回想小時候。若還是很困難，回想你是小嬰兒。小嬰兒本身就彌足珍貴——世界上沒有壞嬰兒！

當腦中清楚浮現這個情境，將意識集中在充足的感受。現在，強化這份感受。（只要清楚地回想，並且專心感受，通常便足以放大充足的感覺。）

在這個狀態下，手撫心口或自我擁抱，緩慢地重複三次：**我本具足，如我所是。**

愛的界線

Day 56 創造回應的喘息空間

設定並維持界線是一種學習式練習。你可能知道自己想要拒絕一項專案、會議或是活動，但是當下感覺猶豫、無法如實回應。沒關係，手邊有自動回覆的範例是個好方法，可以帶來緩衝和喘息空間，嘗試下述語句：

- 我先確認行事曆再回覆你。

- 我考慮過後再回覆你。

- 我先確認工作排程再回覆你。

- 我先確認家庭活動時間再回覆你。

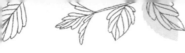

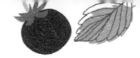

Day 57

本週意念

分辨「正餐飢餓」和「點心嘴饞」

飢餓感有很多種。有時候，人們會無意識地規定自己只能在正餐時間攝取一餐的份量。（我將這種狀態稱作**正餐飢餓**。）

一天當中，不同原因可能會造成在其他時段感受到正餐飢餓，例如大幅增加體能活動——在海灘玩耍整天、搬家、作息大幅改變（像是凌晨五點起床開早會），這些都會提高能量需求。

你可能早上五點半吃了飽足的早餐，到了十點半就想吃午餐。或是小孩可能十一點半在學校吃午餐，下午運動過後，四點半回到家便感受到正餐飢餓。這些都是身體工作後導致飢餓的範例，儘管不是介於傳統的用餐時間。攝取一般點心份量的食物將無法滿足這種飢餓感。沒關係，這很正常！直覺飲食之旅的一部分就是要學習根據身體需求來滿足飢餓感。

本週目標：回想本週的飢餓程度。經常思考這個問題：我現在有可能是正餐飢餓嗎？

Day **58** 欣賞身體
欣賞身體的核心元素

欣賞身體是幫助培養直覺飲食的練習。基本上，欣賞身體是感激的一種保護形式，能夠辨識和加強身體的正面特質，領導你滿足身體需求。欣賞身體包含以下元素：

- **感激**：留意並感激身體的所有作為。藉以放大關於身體的正面因素。

- **接納**：不代表喜歡或熱愛自己的身體。而是像接納鞋子尺寸或是天氣——實際的樣子。

- **稱讚自己**：從人性、價值觀、性格優勢來正面看待自己，不是以外貌或身材立足。

- **照顧身體**：以營養、休息、自我照顧等方式滿足身體需求。

- **保護自己**：避免將狹隘的文化理想視為美麗的唯一定義。拒絕這種文化標準能夠保護你與珍貴身體的關係。

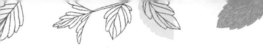

Day 59

直覺飲食小語

我的身體不需要透過體力活動
來賺取食物。

Day 60

週間報到
飢餓程度的細微差異

你的身體很睿智，會讓你知道什麼時候需要食物。你在偵測不
同飢餓感的方面練習得如何？請記得，這不是比賽，而是知覺
練習。若還不清楚沒關係。重點在於留意身體不同程度的飢餓
感。這個過程需要時間，特別是失去連結一段時間的人。

Day 61 培養信任感
你沒有問題

當你面對食物課題時,多數的時間都被灌輸不能信任自己,對於培養自我信任可能會感到畏懼。有些人可能童年便接收了這些訊息;有些人可能始於青春期,或是受到高中同學、親戚或同事輕率的言論影響。

每一種新的節食或飲食計畫都會侵蝕自我信任——因為它們嚴重地妨礙你滿足基本營養需求。它們在生理和心理層面創造出匱乏心態,啟動求生欲、對食物產生執念。許多人因為這些連續事件而激發暴食行為。節食和限制飲食會帶來這種反應,它並非性格缺陷或缺乏意志力。剝奪感是自我信任的破壞者。

你沒有節食「失敗」——而是節食文化辜負了你。在這種情況下,不信任自己或身體情有可原。你沒有問題。

放下節食文化

節食文化的代價和傷害：關係

思考節食文化的飲食規則如何影響你對待他人的心情（和反應），包括伴侶、小孩、朋友、家庭、同事和其他。可能你非常專注，下定決心遵循飲食計畫，因此你將自己完全隔離、拒人於千里之外？深陷節食文化對於關係品質有什麼影響？認清這點可能很痛苦——請記得在反思時善待和體恤自己。

自我照顧

舒適的睡眠習慣

毫無疑問，充足睡眠對於整體健康和生命力至關重要。睡眠不足會影響認知能力、嚴重破壞飢餓和飽足的賀爾蒙、更加畏懼壓力。

全力衝刺多方位生活很困難，你可能會達到緊繃和疲憊的臨界點。舒適的放鬆習慣會很有幫助，成為讓你期待和享受的事情。

- 換上舒服的睡衣。
- 取出隔天的衣物和用品。
- 關閉電子裝置（手機、電腦、平板電腦）。
- 放鬆和回想十五分鐘到一小時，任何適合你的方式。

Day
64

本週意念
留意飢餓感如何影響心情

我很喜歡「餓怒」（hangry）這個詞彙，精準地描述等待許久未進食、融合飢餓與生氣的狀態。它會劇烈地影響心情和生活的從容感。隨著飢餓感累積，急迫與不耐煩的程度會隨之增加，導致易怒暴躁的情緒。

本週目標：觀察自己等待許久未進食的心情會是如何。極限大概多久？例如，進食三、四小時後，你的心情很好嗎？經過五、六小時後，是否變得易怒、急躁？觀察先前攝取的食物份量如何影響易怒的週期。可能是點心後兩小時、正餐後五小時──每個人的身體都是獨特的。（請注意這些時間範圍只是提示，並非進食時間的規定！）

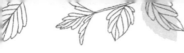
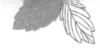
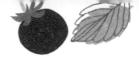

Day 65

情緒與渴望

肥胖不是一種感覺

不愉快的感覺通常帶有沈重的體感特質——因此有「我需要卸除肩上重擔」的普遍說法，藉以形容壓力滿載的情況。然而，這種感覺和某些人（或許是你！）說出「我感覺肥胖」不同。這裡有兩個問題。

第一，感覺肥胖不是一種情緒，儘管許多人利用這種語言描述情緒不適。這種思考方式深植在肥胖恐懼症裡，導致體重污名化。

第二，這種說法讓你對於如何滿足需求感到困惑。持續性抱怨「我感覺肥胖」會專注於改變身形，忽略真正的課題（經常很複雜、令人不舒服）在於辨別真實需求，例如感情諮商、平衡工作量等。這種情況下，身體成為不適情緒的代罪羔羊和垃圾場，同時延續肥胖恐懼症。

你有可能在感到身體不適的同時，出現生氣或失望等不適情緒。

> **練習**
> 當你察覺到自己因為不適情緒而責怪身體，請解開真實的感受，詢問自己：我真正感覺到的不適情緒可能是什麼？

Day
66

內感知覺
察覺心跳

你可以不碰觸身體就感受到心跳嗎？這種方式稱作「察覺心跳」，用於測量內感知覺的科學標準。（科學家要求受試者默數心跳，同時使用心電儀或脈搏血氧儀直接測量心跳。）除非你在觀看恐怖片或是被熊追趕，否則這項測驗似乎很困難。這個技巧十分精細，不過我發現它是很棒的內感知覺練習。

練習

若可以最好在不受打擾的地方進行。為了這項練習空出1-5分鐘，任何適合自己的條件。準備好以後，安靜地坐下來。

我發現在練習前，先測量自己的實際脈搏進行暖身很有幫助。簡單地將食指和中指置於手腕動脈或頸動脈上，直到穩定、可靠地感受到心跳。

準備好的時候，將動脈上的手指移開，雙手置於身體兩側或大腿上。接著，不要用手，簡單地察覺心跳。請對自己有耐心，這個練習需要時間。我鼓勵大家反覆練習，它是連結身體的好方法。

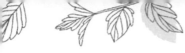
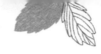
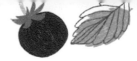

Day
67

週間報到
留意飢餓的易怒感

你是否有發現自己餓怒的臨界點——從普通飢餓變成煩躁？若你規律地滿足飢餓感，將不會有這種經驗，這樣也無妨。然而有時候，人生會擲出意外的曲球，使你長時間無法進食。能夠察覺飢餓感帶來的情緒變化會有幫助。

Day
68

直覺飲食小語

我真誠地飲食，
藉以滿足獨特身體的
飢餓感和需求。

Day **69**　實踐肯定語

我的需求很重要

服務他人很好，然而若以自己的基本需求為代價就會有問題。
當你筋疲力竭時，很難與他人建立連結和奉獻自己。

練習

重拾你察覺自我需求很重要的情境。這項認知可能來自於一
件事情或情境，當你試圖滿足所有人的需求。

當腦中清楚浮現這個情境，將意識放在瞭解自我需求很重要
的感受上。現在，強化這份感受。（只要清楚地回想，並且
專心感受，通常便足以放大這個感覺。）

在這個狀態下，手撫心口或自我擁抱，緩慢地重複三次：**我
的需求很重要。**

Day
70

餐間冥想

滋養身體的神聖時刻

感謝這個滋養身體的神聖時刻。

願這頓餐食以有意義的方式連結我的身體。

願我發現適切飽足的愉悅滿足。

願我在瞭解身體和需求時賜福自己。

願我為身體守護這個神聖時刻。

Day
71

本週意念

餓到惱怒沒關係，有所準備就好了。

滿足飢餓感是件美好的事，然而飢餓感也很惱人！沒關係——這種感覺完全正常。飢餓感有時候很不方便、令人措手不及、程度更甚以往。自我照顧重要的是為這些時刻做好準備、溫柔地回應身體需求。

本週目標：哪些容易取得的點心能夠維繫能量又美味？要怎麼做才可以得到，即便在不方便的時間和情況下？

Day 72 自我同情

善待自己，特別是有困難的時候

遇到困難時，友善地對自己說話可能感覺很偏激。試著換個觀點，倘若你看到一個小孩在學習騎單車，然而她不停跌倒，你會大吼和詆毀她嗎？你認為批評能夠幫助她放鬆、專注於騎單車的過程嗎？還是會讓事情變得更困難？

假使你大聲鼓勵，例如「沒錯，這個需要練習！重心搖晃很正常。妳付出很多努力。」會是如何？

現在，你是否能夠嘗試以這種鼓勵的態度，對待學習自我連結的自己？你可以說什麼？

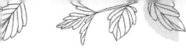
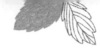
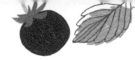

Day 73 培養信任感

「還」是一種建立信任的強大心態

史丹佛心理學家卡蘿·杜維克（Carol Dweck）發展和驗證了心態的概念，並藉由其著作《心態：成功的新式心理學》[5]發揚光大。她的研究顯示成長心態可以進行學習。它是一種強大的觀念轉變，反映出我們的能力（自我信任的形式），並且經由持續鍛鍊便能夠開發和強化我們的基本能力。

「還」這個字是成長心態的用語，它讓你知道自己正在持續學習。

大聲朗讀這兩句話，注意它們分別帶來什麼感受：

我不是直覺飲食者。

我還不是直覺飲食者。

你是否有注意到加上「還」的感覺變化？

練習

試著將「還」加入某些自我對話。它有很多種用法，可以嘗試以下例句，或是創造更適合自己的用語。

我還沒有辨識出飢餓感。

我還沒有辨識出飽足感。

我還沒有放下節食文化。

Day
74

週間報到
飢餓有時候會造成不便

飢餓有時候會造成不便,生活藝術的一部分在於未雨綢繆。你有隨手可得的點心嗎?得知食物就在附近是否有所差異,例如帶來平靜的效果?假使為了這種時刻做足準備是種挑戰,你可能需要什麼克服困難?或許你需要更多時間規劃、計畫去採買。也許你尚未發現自己最喜歡的點心,可以獲得滿足並延續能量。沒關係──這個過程需要時間和耐心。

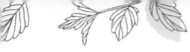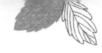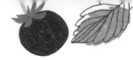

Day 75 放下節食文化
放下節食文化的枷鎖

當你身陷節食文化的痛楚,經常會與他人互動,藉以追求「完美的」飲食或運動計畫。這種被社會接納的閒聊通常會發展成友誼。倘若這些對話和友誼少了節食話題會是如何?你們的談話可以避免議論身材或是將食物妖魔化嗎?你們還有其他共同話題嗎?

Day 76

直覺飲食小語

我的直覺飲食之旅唯我獨有,
世界上沒有兩種相同的
直覺飲食旅程。

欣賞身體

身體可以做的所有事情

以身體外觀概括自我價值會導致諸多問題,包括不快樂、不滿意身材、厭惡自己。為了脫離這種物化自我的困境,可以將注意力轉移至身體可以做的奇妙事情——從接收感官體驗到培養與他人連結。

花點時間檢視以下表格。思考這些身體功能之於生活的重要性,它們對你有什麼意義?

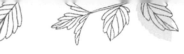

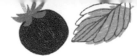

身體可以做的所有事情[6]

感覺	動作	健康	創造力	與他人連結
體驗愉悅	敏捷	吸收營養	建造	肢體語言
感覺情緒	平衡	呼吸	雕刻	依偎
聽聞	攀爬	分娩	手工藝	臉部表情（如
觀看	跳舞	消化食物	畫圖	微笑）
嗅聞	駕駛	一般修復	園藝	傳遞/接收訊息
品嚐	能量程度	生長（頭髮、	繪畫	牽手
觸摸	健身	指甲、皮膚細	攝影	擁抱
	彈性	胞等）	演奏樂器	親吻
自我照顧	跳躍	傷口癒合	閱讀	眼神接觸
下廚	肢體協調	感冒康復	雕塑	性行為
飲水	反射動作	調節體溫、飢	唱歌	握手
進食	運動	餓、口渴等	書寫	倚靠肩膀哭泣
美容	行走	排毒（透過肝		交談
睡覺/小憩		臟、肺臟和腎		
		臟）		

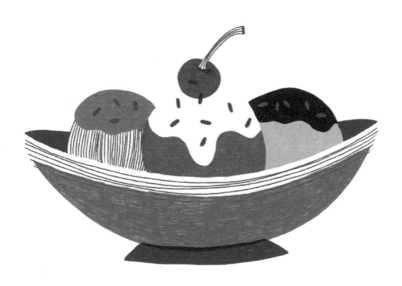

與食物和平共處

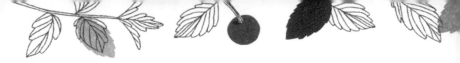

Day 78

本週意念
列出害怕的食物，做好準備

與食物和平共處是指協調身體感受，允許自己無條件食用任何想吃的東西。這項原則是成為直覺飲食者的指標之一，對許多人而言也是最可怕的。與其深入探討，不如將心態調整好，慢慢來。

本週目標：首先，列出你的所有禁忌食物。這個活動在紙上進行會有幫助，不過亦可使用電腦或手機紀錄。確保將自己可以食用、但是會感到愧疚或不安的食物也寫下來。

接著，將食物依照害怕等級分類，填入下方表格。我們很久之後才會使用這個表格。每日思考：若沒有愧疚和焦慮地享受這些食物會是如何？

我害怕的食物等級表

害怕				
更害怕				
最害怕				

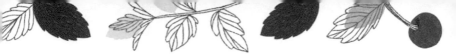

愛的界線
關於讚美身體的界線

面對他人對身體的讚美有時候很尷尬，部分因為注意力集中在身材上，以及這種物化行為。你可以善意地表示自己不想要這些評價，它們可以無形地造成傷害。

挺身發言不僅能夠幫助自己，還會創造療癒的漣漪效應，對抗品頭論足的不幸社會規範。以下說詞在這些情境可以派上用場：

「我瞭解你說我減重很好看是一種稱讚。然而，當人們評論我的或他人的身材時，我感到不舒服。接收這種身體讚美的人可能患有飲食失調、癌症、或是憂鬱症——某些他們不願意透露的事情。」

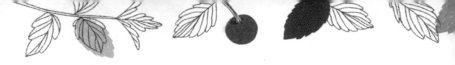

Day 80 內感知覺
留意膀胱快溢滿的感受

你有多頻繁地將如廁感視為理所當然?感覺膀胱溢滿是連結身體感受很好的例子。當我詢問病患他們如何知道何時要小便,得到的反應從難以置信到哄堂大笑都有。最後,他們肯定地點頭,表示「我當然知道什麼時候該上廁所!」

我們很早就知道,若是忽略這項重要的身體訊息會是如何——至少可以說是非常不舒服的混亂感。這種感覺如此常見易懂,不需要加以解釋。我發現這是幫助自己和身體建立更多連結的簡單途徑,因為過程中沒有道德約束,不同於節食文化帶給進食的不良影響。

> **練習**
> 下次需要小便時,留意身體當下的感受——你在身體的哪個部位感受到它?仔細地運用這個練習,以身體直接體驗,而不是智力練習。

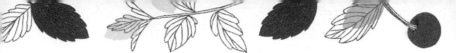

Day
81

週間報到

思考你害怕的食物

你害怕的食物等級表進行得如何？一方面來說，填寫這份表格的過程很直接、不會太困難。另一方面，你可能會發現自己戰戰兢兢、想要拖延了事。請記得，這個步驟不是要求你實際吃下這些食物，而是思考倘若可以不帶焦慮地食用它們，人生會是如何？改變心理學模式階段的研究分析顯示，只要思考和看到可能的變化，即為有效步驟[7]。基本上，這是幫助你做好心理準備的練習。

Day
82

自我照顧

你無法滿足所有人的一切

手機需要充電時，我們不會多想，特別是低電量的時候——手機沒有能量就無法運作。同樣地，你的能量也是有限的生命資源。你無法滿足所有人的一切。儘管最高價值之一來自於服務他人，倘若自我消耗殆盡也做不到。優先獲得充足睡眠、定時滋養身體、抽空反思生活等，增強你與自己和他人的連結。

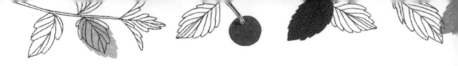

Day 83 實踐肯定語
我的價值遠超過身材、尺寸或體重

節食文化物化了我們的身體，將自我價值和外表連結起來。這個正面肯定語會提醒你：你的價值遠超過外表。

練習
回想你生命中愛的所有人。你對他們的愛取決於其身材、尺寸或體重嗎？當然不是！

重拾你意識到自我價值遠超過身體的情境。或許是服務他人、達成某項成就、或是體驗靈性覺醒的時候。

當腦中清楚浮現這個情境時，將意識放在瞭解自我價值遠超過身體的感受。現在，強化這份感受（只要清楚地回想，並且專心感受，通常便足以放大這個感覺。）

在這個狀態下，手撫心口或自我擁抱，緩慢地重複三次：**我的價值遠超過身材、尺寸或體重。**

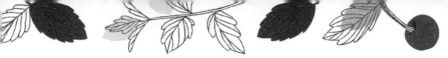

Day
84

直覺飲食小語

願我與身體感覺保持連結。

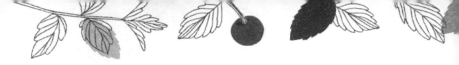

 Day 85 本週意念

將食物視為一種社交聯繫方式

飲食不僅是攝取營養,亦是社交聯繫的方式。當你能接受的食物越來越少,在無法取得「安全食物」之時,焦慮感會增加,進而影響飲食體驗。藉由與食物和平共處,擴展能接受的食物種類,就是通往自由、彈性與恬靜的道路。

本週目標:思考限制或禁止某些食物攝取如何影響你的人際關係?例如,它是否增加你對他人的焦慮感?或許你因為不想面對食物,而婉拒社交活動邀請?

倘若你要放寬規定,讓一種食物回到飲食清單,哪一種食物可以讓你更接近社交飲食而不感到焦慮——也許是披薩、家常菜或餐廳料理?

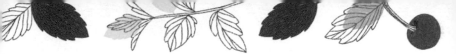

Day 86

培養信任感
你的身體有求生本能

飲食失控經常是心理和生理限制食物導致的結果。你的細胞無法分辨為了縮小體型刻意限制飲食（又名節食）和飢荒的差異。由於人類自誕生以來便有飢荒，補償性飲食很合理：它是求生的保護機制。一些研究探討了節食或限制飲食造成的無預警後果，其中包含飲食失控或暴食 [8]。

若你曾經對食物有過任何匱乏或不安全感，導致飲食失控或暴食的結果不算罕見 [9]。

將你的觀點調整成「我的身體很聰明，它具有求生本能」，能夠幫助你瞭解身體是在保護自己。你和你的身體都沒有壞掉。

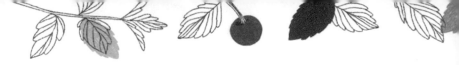

 Day 87

情緒與渴望
你不是你的情緒

情緒是強大的能量形式,有時候會讓身心無法承受。儘管這個道理可能顯而易見,請務必提醒自己:你不是你的情緒,特別是在動盪時期。情緒不能代表你的身份。

光是如何描述情緒便可以帶來不同感受。試著稍微改變用語,觀察它在情緒感受和自我認同帶來的空間。你可能會發現自己比較不容易受到情緒吞噬和牽絆。

別說	試著說
我很生氣	我感到生氣
我很難過	我感到難過
我很失望	我感到失望

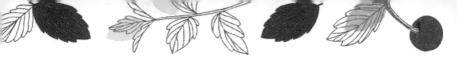

 Day 88 週間報到
思考哪些害怕的食物能夠提供社交聯繫

持續思考吃下害怕的食物，如何能夠增加社交聯繫。或許意味著你會出席提供食物的社交聚會，而不是為了自己的飲食擔憂和分心。也許代表你會接受更多突發的聚餐邀約，例如家常便飯、臨時和朋友吃早餐，或是和同事小酌。

Day 89 自我同情
抑制內在霸凌和批評

當你的自我對話和想法都很過分難聽，檢視它們可能會很痛苦。然而，我們需要察覺並根除這類想法。這就是自我同情很重要的原因——它是對待自己的內在仁慈、無批判性的理解，亦是必備的工具。

當你的內在批評開始喊叫，暫停並留意它帶給你的感受。確實觀察情緒的痛楚與不適。哪些方式能夠更支持、溫暖、鼓勵地重塑這些想法？當你的朋友或愛人處於帶有這些想法的類似情境，你會對他們說什麼？

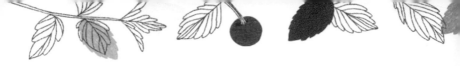

Day
90

放下節食文化

節食文化是一種應對機制

生活很混亂。有時候，放下節食很困難，因為它扮演著微妙而顯著的角色，讓你在生活無法避免的挑戰和轉折中分心，像是轉學、進入大學、成為父母、處理感情問題、展開新工作、面對寂寞等。

展開新的飲食計畫帶給你生活重心，甚至是目的，伴隨著非常明確的指示和未來的希望。追求縮小體型使你暫時分散注意力，但是絕對無法處理現實生活的磨練和苦難。最終當節食辜負了你，感受將會更糟——被另一種節食背叛，卻仍然要面對人生挑戰。

放下節食能夠讓你活得真實，建立韌性面對人生的曲球。

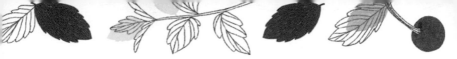

欣賞身體

專注於你的價值，而非身材

為了鬆懈對於身材過度認同的防備，你可以將焦點轉移至真正擁有的價值。你的核心價值不會改變，但是季節和身材會變。

說出你的價值有助於更容易想到它們，觸及心理層面、最終反映在人生的抉擇[10]。思考你的內心深處，真正重要的是什麼？你想要如何運用在地球的時間？你想要成為什麼樣的人？若你必須減少自己的價值，你的前三項是什麼？

本週意念
選擇一種害怕的食物

有彈性地選擇飲食對於你的情緒和社交健康很重要。請記得，吃什麼無法定義你是好人與否！我們來採取行動，食用一種你害怕的食物。參考你害怕的食物等級表（頁88），思考以下問題（答案沒有對錯）：

- 從最不害怕的食物開始感覺會比較好，還是直接跳到最害怕的食物？

- 你想要獨自食用這種食物，還是和支持的人一起？

- 你偏好在家還是在外食用？

- 你需要什麼帶來情緒安全感？（例如，你可以請同住的人避免評論你的飲食選擇。）

本週目標：計畫食用一種害怕的食物，可以是餐食的一部分，或是餐後一、二個小時（這樣強烈的飢餓感不會主導飲食體驗）。開始進食前，留意你的感受。興奮、擔心，或許百感交集？這些都很正常。設定意念和放鬆地深呼吸數次能夠幫助自己踏實：你正朝著療癒自己和食物的關係，邁出勇敢的步伐。

在進食的體驗中，留意味道、口感等。觀察任何浮現的念頭。

食用完畢後回想你的經驗。它有符合你的期待嗎？你有感到驚喜嗎？結束後身體和情緒有什麼感覺？

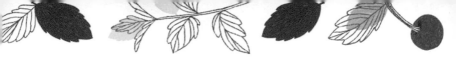

Day
93

餐間冥想
愉悅和平靜

願我能夠感受這頓餐食的愉悅。
願我在初嚐時特別感受到快樂。
願我的餐盤和內心都獲得平靜。
願我自在喜樂地進食。

Day
94

直覺飲食小語

我的直覺飲食旅程是
學習和探索的過程,
它沒有失敗。

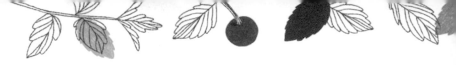

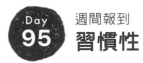

週間報到
習慣性

你已經食用或計畫要吃害怕的食物了嗎？這是很大、通常很困難的一步，溫柔善待自己很重要。提醒自己這麼做的原因會有幫助（例如：擁有更多自由，或是緩解與食物的關係）。倘若你對這一步感到焦慮，進食前可以深呼吸放鬆數次，進行安定的小練習（見第262、275、286日）。

如果你已經吃了害怕的食物，你會畏懼再吃一次的想法嗎？請瞭解，這些是開始時的正常體驗。需要重複數次才能夠消除食用禁忌食物過程中的興奮和焦慮感。科學上將其稱作習慣反應，新奇事物會帶來興奮感。相反地，經常體驗會培養出「沒什麼」的進食態度。

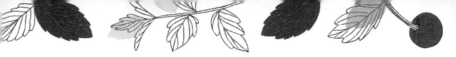

Day 96 內感知覺
呼吸練習的身體感覺

許多靈性傳統將呼吸當作專注的焦點,例如瑜伽和冥想練習。
終其一生,無論去到哪裡,你都可以調整呼吸,不需要科技或
特殊裝備。

在不受打擾的地方進行以下練習會有幫助。空出1-5分鐘的時
間,任何適合自己的條件。準備好以後,安靜地坐下來。

練習
正常地放鬆吸一口氣,將意識集中在身體呼吸時的感受。留
意肺部充滿空氣、胸腔逐漸擴張的感覺。開始吐氣時,注意
呼吸釋出、胸腔收縮的感覺。若發現自己的思緒在徘徊(也
許在回顧待辦事項),別擔心這沒問題。仁慈、不帶批判地
將意識導回身體呼吸的感受。

延伸練習
在一天的自然休息和等待期間練習感受呼吸。

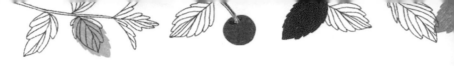

Day 97

實踐肯定語
我值得擁有尊重和尊嚴

節食文化將道德和階級建構在體型之上。這種有毒的思考脈絡很容易讓人淪陷，若不符合不可能實踐的文化理想，人們便自動貶低自己。重要的是提醒自己，包含你在內的所有體型，都值得擁有尊重和尊嚴。

練習

回想你覺得自己值得擁有尊重和尊嚴的情境。當腦中清楚浮現這個情境，將意識集中在知道自己值得擁有尊重和尊嚴的感受。現在，強化這份感受（只要清楚地回想，並且專心感受，通常便足以放大這個感覺。）。

在這個狀態下，手撫心口或自我擁抱，緩慢地重複三次：**我值得擁有尊重和尊嚴。**

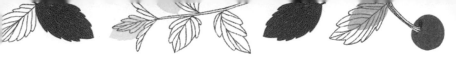

培養信任感
這就是你的身體在工作

節食文化讓你長久處於未吃飽的狀態。意味著你同時想要並嘗試迴避食物。這種狂亂的飲食拉扯關係會破壞自我信任感,因為你在否定身體的基本飲食需求,然而飲食和呼吸的需求沒有不同或是比較不重要。

若你曾經為了縮小身形而節食,或是遵循限制性飲食計畫,你可能體驗過無法控制自己吃多少的感覺,好像距離暴食只差一口。這是身體試圖保護你,免受它所認為的飢荒。

試想:若你長時間憋氣,接著終於驚慌地吸入第一口氣,沒有人將其稱作「失控呼吸」或「暴吸」!這是缺乏空氣很正常的補償反應。

培養自我信任感的一部分,要接納身體因為食物限制而產生的攝食需求——即便你不想。這是正常反應,並不可恥。重要的是改變觀點,瞭解這是身體在保護你。

Day 99 本週意念

食用增進社交聯繫的害怕食物

人們因為擔心社交活動會提供禁忌食物而婉拒邀約的情況並不罕見。亦或其他時候，他們可能出席了，然而對於進食或是靠近害怕的食物感到無比焦慮。因此，他們無法和他人以及生命中的重要朋友好好互動。反之，他們內在焦慮的聲音使其分心，思考著要吃什麼、不能吃什麼、吃多少。

本週目標：練習食用一種促進社交聯繫的害怕食物——無論它將降低你對這種食物的焦慮感和／或它是聯繫社交活動的食物。試想這些食物和情境：分享披薩、烤棉花糖、看電影分享一桶爆米花、出門吃甜點。

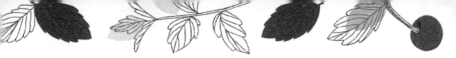

Day 100 自我照顧
善待你的内心──分辨使你精疲力盡的活動

心理健康是整體健康的重要組成，然而卻經常被忽略。有時候，你需要暫停檢視情緒和能量的狀態。哪些活動會耗盡你的情緒能量？

- 瀏覽社群媒體

- 與無法互惠的朋友交談

- 自願參加和自我價值觀或願景不同的計畫

- 自己的完美主義

- 不切實際的期待和截止期限

- 觀看或閱讀太多新聞

你可以將哪些活動減少或擱置，讓心理健康稍微休息？

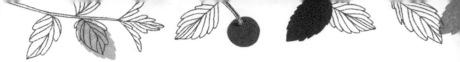

直覺飲食小語

直覺飲食是一種
強化自我連結的行為。

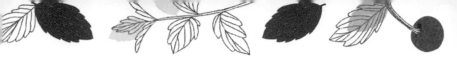

Day 102 週間報到

社交飲食

你有沒有計畫食用害怕的食物？或許你還在逃避這項練習。考慮和真正信任的人一起體驗，他們會讓你感到安全、被接納。倘若你覺得自在，可以讓他們知道你要做什麼、需要他們做什麼。或許你需要他們正常互動，但是避免評論你吃的東西。讓他們知道有時候儘管善意的評論，例如「我從未看過你吃甜點」也可能讓人不適。

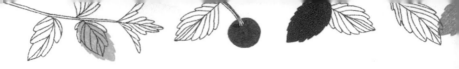

Day 103 愛的界線
如何面對極度熱衷於飲食計畫或排毒的朋友

當人們陷入最新的節食／飲食／養生熱潮的異想世界，會深刻地進入飲食的自我陶醉，然而他們經常不自覺。他們無法透過線索或肢體語言瞭解他人沒興趣。這種行為經常令人厭煩，因為人們不知道該如何禮貌地打斷飲食獨白。

最好的辦法是直接表態，在下次聚會前稍微私下聊聊。你可以嘗試以下說法：

「我知道你非常熱衷於新的飲食計劃，然而我正在努力地修復我和食物的關係。每當有人開始談論節食、排毒和斷食，我會很反感。我在想你可不可以支持我，避免談論這些話題？」如果他們答應了，便表示感謝。接著禮貌性詢問當他們忘記這項協議時，該如何予以提醒。這種情況很常見！

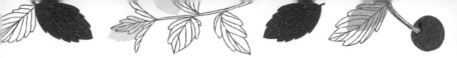

放下節食文化
Day 104

想念飲食計劃帶來的衝勁

當你放下節食文化，經常會感到悵然所失。這是正常的，重要的是讓自己體會原始的感受。你可能渴望著展開最新、最有效的節食或「生活風格」改變伴隨的興奮感和衝勁。

這些時候，請記得身體和心靈很聰明。你的經驗告訴自己，節食根本行不通，長期下來沒有效果。許多研究顯示絕大多數的人都會復胖，甚至有高達三分之二的族群比原本更重[11]！（請注意，體重增加本質上沒有錯，然而這是很大的矛盾，因為結果和人們節食所求的相反。）

若你覺得節食文化很誘人是正常的，然而代價過於龐大。一旦你看清並體驗到真相，便無法回頭。

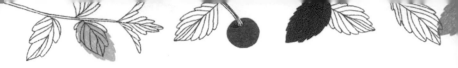

 自我同情
你的過錯不代表你

人們很容易沉浸在痛苦的情境、過度認同自我情緒或事件。沒錯，你可能犯了錯、很掙扎。然而，你不會因此失敗，而是成為有韌性的人類——這就是透過經驗學習和成長。

將某種情境個人化或是過度自我認同，會扭曲自我感受，使人更容易被負面情緒和反應淹沒。請記得，經驗讓你學習和成長。犯錯很正常，生而為人就無法避免。

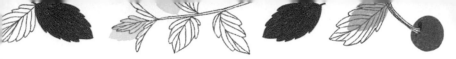

本週意念

選擇與一類食物和平共處

節食文化就像時尚：不會失敗，總是有最新最棒的節食方法、有害成分或是超級食物成為新的熱門潮流。回顧80和90年代，脂肪絕對不被允許[12]。如今，脂肪似乎回到無罪的食物群。不幸的是，多變的節食文化讓人們習以為常地戒斷整類食物，例如穀類、碳水化合物或脂肪。

本週目標：從不敢攝取的食物群中挑選一樣食物。什麼食物聽起來很棒？什麼能讓你的飲食更有彈性？或許是麵包，這樣就可以享用三明治、法式吐司或帕尼尼（panini）？

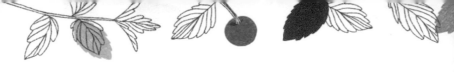

Day 107 欣賞身體
建立內在防火牆：
預防肥胖恐懼症

人性可貴，值得保護免受肥胖恐懼症的蔓延影響。肥胖恐懼症
出現在媒體、日常對話、學校、健康照護機構和社群媒體上。
我們需要內在系統來抵禦肥胖恐懼症，就像防火牆保護電腦和
網站免受惡意程式和病毒攻擊。下列哪些金句和行動讓你產生
共鳴？挑選幾個當作你的內在防火牆：

- 我不會以外貌或體型定義自我價值。

- 我無法根據他人的體型得知其健康、體態、價值或性格。

- 我拒絕任何展示前後對照圖的訊息，這是將身體分級和物化
  的一種形式。

- 肥胖恐懼症深植於種族歧視和父權主義。我不認同這些壓迫
  的系統。（請注意，這些有毒的系統需要被根除，建立韌性是
  很有價值的工具。）

- 專注於外表是通往不幸福的快速道路。

- 拒絕並取消追蹤社群媒體上物化身體的任何訊息。

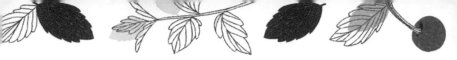

直覺飲食小語

願我進食不會感到內疚和道德束縛。

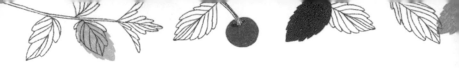

Day 109 週間報到
害怕的食物群

從害怕的食物群攝取某些食物的計畫進行得怎麼樣?當節食文化認為某類食物「不好」,攝取這些食物可能特別有挑戰性,因為你拾起文化帶來的集體焦慮感和批判。請記住節食文化以散播恐懼來運作,同時延續潮流和不實資訊。奶油曾經被認為「不好」,如今的節食文化將它加入咖啡!攝取害怕食物的行為讓你更接近人們應得的食物自由。這是值得慶祝的事情!

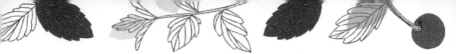

Day 110 培養信任感

匱乏心態與充足心態

2020年新型冠狀病毒大流行期間,人們開始恐慌地購買(甚至囤積)衛生紙,這是匱乏心態最好的例子之一。病毒快把人們逼瘋了,總是擔心衛生紙會用盡。儘管供給充足,人們不相信會有足夠的衛生紙。

匱乏心態導致懷疑和缺乏信任感,無論是衛生紙或食物。只要感受到「不夠」的威脅,便會高度專注並警戒於「我是否會足夠?」正因如此,節食和限制飲食會讓你的思想永遠專注於飲食。這是正常的結果。你的身體和心靈實際上會共同合作,確保你的生存。

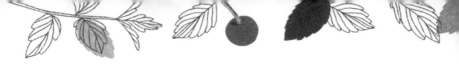

Day
111

內感知覺
適時地回應身體感覺

光是傾聽身體感覺或是線索還不夠。重要的是要照顧它。回應來自身體的感覺即為內感響應。

你對身體的一般需求反應如何？當你感覺到膀胱滿了，你會立即排空還是先暫緩？當你在夜裡感到睡意，你會準備就寢還是試圖保持清醒？當你身體某個地方感到疼痛——假設是腳——你會注意還是忽略它？

你越照顧身體感受，你將越擅長直覺飲食。例如，當你感到飢餓並且適時回應，將讓飲食更容易掌握。

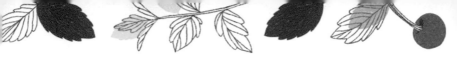

情緒與渴望

憤怒的好處

憤怒的好處在於它是強大的能量，可以被用來創造極好的服務、組織能力和行動。憤怒在個人層面可以提供情緒能量，讓你在關係中說出真話——無論是同事、朋友、家人或伴侶。若你生長在情緒壓抑的家庭，可能會避免或抑制憤怒。若你生長在暴力家庭，目睹憤怒可以極端駭人，你可能會發現自己試圖避免感受到憤怒。

假使你將憤怒視作激發必要行動的正面情緒會是如何？它如何改變你對憤怒的觀點？

Day 113 本週意念
在不知道細節的情況下，挑選一種害怕的食物

直到1990年，美國聯邦法律才要求超市裡多數的食物都必須檢附營養成分。無論你相信與否，人們過去經常在不知道食物實際營養成分的情況下進食。如今，你可以輕易地從食物標籤、餐廳菜單、手機應用程式和網路上獲得食物的細節。

因此，有些人藉由研究特定食物的營養細節，例如標準份量、熱量、營養素等，掌控其食物恐懼。其中包含分析餐廳網頁或是透過應用程式搜尋。沈迷於研究資訊的問題在於它讓你的身體和進食中的食物更加失去連結。

本週目標：在不知道營養資訊或熱量的情況下，計畫食用一種食物。可以是享用他人的手工餅乾、家常菜或是挑選一道你沒研究過的餐廳菜單。

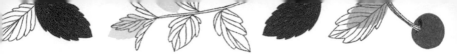

Day 114 實踐肯定語
我擁有內在智慧

節食文化專注於外在，付出無視自己、失去自我連結的龐大代價。強大的內在智慧存在於你的體內。它是與生俱來——只需要被喚醒。

> **練習**
> 回想你知道該說或該做什麼的情境。可以是針對自己、他人或動物採取的行動。認真地花時間回想。當腦中清楚浮現這個情境，將意識放在知道你有內在智慧的感受。現在，強化這份感受（只要清楚地回想，並且專心感受，通常便足以放大這個感覺。）
>
> 在這個狀態下，手撫心口或自我擁抱，緩慢地重複三次：**我擁有內在智慧。**

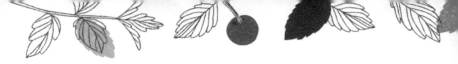

Day
115

直覺飲食小語

我在培養與身體、心靈、
食物的健康關係。

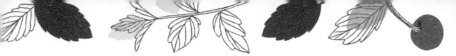

Day 116 週間報到
將注意力遠離數據

本週意念要在沒有資訊的情況下,選擇一種食物進食,這個部分進行得怎麼樣?放下對於外部數字和數據的執著,有助於將注意力轉移至體內發生的事。你可能會同時感到害怕和欣喜。沒關係,請記得體驗恐懼不代表你吃錯食物。只是進食方式不同——帶有知覺和意識。隨著時間過去,你會發現恐懼感逐漸遠離餐盤。

Day 117

餐間冥想
飢餓的禮物

感謝我的身體帶來飢餓的禮物——無論多麼細微或強烈。

飢餓透過傳遞人類基本需求來滋養我的身體。

飢餓不是要壓抑的症狀。

它是需要照顧和結盟的美好線索。

飢餓的存在增添了即將享用的餐食樂趣。

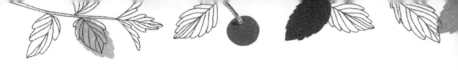

Day 118 自我照顧

壓力下的自我照顧——無法妥協

日常的自我照顧很重要，特別是面臨人生曲球的求生時刻，例如生病、處理即將截止的專案、照顧罹病家人、應付各種無法預期的情況。你可以請誰幫助或分擔責任？清楚自己無法妥協之處，有助於面對嚴峻挑戰。以下提供參考：

- 獲得充足睡眠

- 持續補充營養，適時滿足能量需求

- 活動身體藉以調節壓力

- 讓身體休假一天、不必活動，特別是精疲力盡時

- 冥想

- 尋求社交支持和連結

- 婉拒任何新的專案或責任

- 擁有精神上的支持

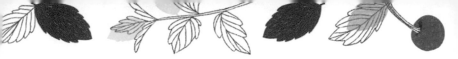

放下節食文化

擁抱彈性，放下執著

擁有飲食偏好沒有錯，然而當它轉變成規則和執著就會產生問題。隨著飲食變得狹隘、受到限制，整體思維模式傾向兩極化（全有/全無）。你的人生會越趨受限。今天，你可以如何增加飲食或活動的彈性？

原則四 | DAY 120-154

挑戰食物糾察隊

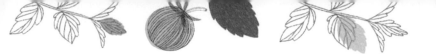

本週意念

你的飲食規則如何影響生活？

飲食規則並非在你出生時就紋在嘴巴或肚子上。相反地，它們是由家庭、朋友、社群、名人、運動人物、教練、新聞、媒體、健康專業人員、老師、社群媒體、節食方案、飲食計畫和研究等廣大來源累積而成。所幸，飲食規則可以拆解，這是重獲自治權的關鍵。

本週目標：回想你的核心飲食規則——最頻繁地影響你的飲食決策。它們從哪裡來？（不知道沒關係。）它們對你有什麼影響和傷害？這些飲食規則如何影響你的生活品質？

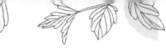

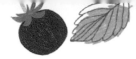

 自我同情
你並不孤單

多數人不會炫耀自己對於飲食或身材的焦慮。相反地,我們聽到節食文化大聲吹噓縮小身形有多麼簡單不費力。(你可能有一、兩個朋友這樣做,或許你也參與過這種節食話題。)這是一種自我陶醉的形式,然而多數人都沒有意識到。最終,當節食預期失效、興奮感褪去,人們不會談論他們在身體、心靈和食物面臨的困難。這種話題不適合派對或聚餐。

下次,當你發現自己陷入孤立的困境,感覺似乎唯獨自己有飲食和身材問題。請記得,你並不孤單。

Day
122

培養信任感
在家裡儲存食物

當你準備好（並且有財務餘裕），將廚櫃和冰箱補貨的行為會很療癒。這是一種豐富感的視覺提醒——你需要的食物在這裡，拒絕節食文化帶來的匱乏與恐懼感。如此能夠讓你相信自己在需要的時候會滋養身體。

購買許多先前禁止的食物可以增進與食物和平共處的美好，並且修復信任感。雖然難以想像，但是曾經困擾你的食物將不再具有影響力。

Day
123

週間報到
內在飲食規則

飲食規則是限制飲食自由的牢籠，無批判地察覺這些規則是邁向自由的關鍵。請以溫柔地姿態觀察你的思緒，不帶有責備或批評。畢竟，你無法拆解或根除察覺不到的東西。你目前注意到什麼？

直覺飲食小語

所有身體都值得擁有尊重和尊嚴，
包含我在內。

內感知覺
什麼讓你失去連結？

瞭解自己的弱點很有幫助——哪些情境或活動讓你和身體感覺失去連結？可以是時光飛逝的有趣活動、純粹讓你感到緊繃疲憊的壓力。

下列何者可能是讓你和身體不經意失去連結的弱點？

• 看電影

• 閱讀一本引人入勝的書籍

• 永無止盡地瀏覽社群媒體

• 看電視不停轉台，無法專注於一台

• 執行令人興奮的專案

• 使用酒精或大麻等物質逃避

你會增加哪些符合自身傾向和弱點的活動？

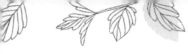

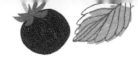

 Day 126 欣賞身體

人際關係的連結

你親愛的身體可以做很多事,包含與他人建立連結。人類天生就會連結——觸摸是我們採用的一種方式。試想它對你的人際關係有什麼影響。思考身體如何讓你和他人聯繫,例如擁抱所愛之人、牽著孩子的手、親吻愛人或是大功告成後與同事擊掌。

回想身體如何讓你與他人建立連結。哪些身體連結對你而言最有意義?

感激身體:謝謝你,身體,讓我透過＿＿＿＿＿＿＿＿＿＿＿＿＿
＿＿＿＿＿＿＿＿＿＿＿＿＿＿＿＿＿＿＿＿＿＿與他人更親近。
(寫下最喜歡以身體進行連結的方式)

Day 127 本週意念
你怎麼知道它是真的？

同樣的想法或規則再三重複，會讓人感覺像是事實。一段時間後，這些想法和規則可能會演變成絕對的信念系統。對於某些人而言，這種系統幾乎如同宗教，由傳教士擁護其節食信條而完整。

問題是死板的飲食規則會增添無謂的壓力和焦慮，影響你的生活品質與人際關係。有時候，當你看到這些規則無效或缺乏證據，便可以更容易放下。更重要的是，你會看到這些規則阻擋你想去的地方——邁向飲食自由。

本週目標：探索你最高的食物規則。它們是真的嗎？誰這麼說、來源是什麼？內容是什麼？這項規則能夠幫助我更自由、更有彈性地進食嗎？它會支持我的人際關係和其他重要事情嗎？假使我更彈性地看待這項規則會是如何？若是停止遵循會發生什麼事？

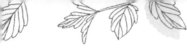
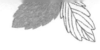
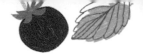

實踐肯定語

我具有韌性，沒有我不能處理的事情

節食文化可以讓你懷疑自己、感覺像失敗者，因為每次節食都無效。請記得，節食和飲食計劃才是讓你失敗的因素。你個人的能力與節食能力完全無關。

練習

回想你透過韌性處理困境的時刻。當腦中清楚浮現這個情境，將意識放在知道自己具有韌性的感受上。現在，強化這份感受。（只要清楚地回想，並且專心感受，通常便足以放大這個感覺。）

在這個狀態下，緩慢地重複三次：**我具有韌性，沒有我不能處理的事情。**

Day **129**

愛的界線

小型自我界線——不要自動回應

你可以採取下列非常簡單的行動，給予自己喘息空間，不會打斷工作流程或思緒：嘗試**不要**自動地

- 回覆訊息，等到方便再回覆

- 接電話，特別在不方便說話的時候

- 參與消耗能量的對話

- 回覆電子郵件，優先思考如何、什麼時候回應

Day **130**

週間報到

內在食物糾察隊

內在食物糾察隊是節食文化內化的聲音。由食物糾察隊制定的規則感覺像是絕對的事實，因為已經重複多次。從社群媒體到頭條新聞，這些規則幾乎在社會的各個角落被傳頌和強化。要根除可能感覺很困難，但是別害怕，這是可行的。你目前注意到什麼？

Day
131

直覺飲食小語

直覺飲食是一條親密旅程，
讓我回到自己的家。

自我照顧

Day 132 如何知道自己做太多事？

意識到自己被多方拉扯很重要。當這個情況影響到你幾乎無法容忍的活動和義務，將不會太難發現。然而，當你做太多熱衷的事情會如何？可能也會帶來有害影響。下列跡象顯示你可能做太多事情：

- 心情轉變

- 難以入睡或太早醒來

- 焦慮的想法增加

- 更易怒、不耐煩

- 感覺自己永遠無法趕上

- 給朋友的時間變少

- 熬夜、睡眠不足

- 壓力提升

> 回顧
> 當你發現自己身處這些情境，可以如何放下或延後？是否有可能在專案和活動之間安排更多休息？倘若你重視休息時間的程度和喜愛的活動相同會是如何？這樣會如何影響你的生活品質？

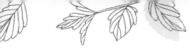
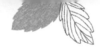
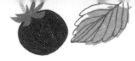

Day 133 培養信任感
你對自己說什麼故事？

我們的心靈天生就會說故事。它們試圖將我們的處境合理化、保護我們的安全。問題在於這些故事就只是故事，並非事實。儘管如此，它們會影響你的現實，特別當你將其內化為真相之後。你對自己說的身體故事對於自我信任影響甚遠。你對自己說過哪些身體故事？它們使自我連結更親近還是疏遠？

所幸，你可以改變和放下這些不再適切的故事。然而，首先你需要注意故事線。思考採取下列一種（或更多！）信念當作內在對話會有什麼感覺：

- 我的身體讓我活著，無論我是否信任它。

- 我的身體是靈魂、精神和智慧的家。

- 我的身體值得以尊重和尊嚴相待。

- 我的身體值得每日滋養。

- 我的身體治癒了身體創傷，無論我喜歡與否。

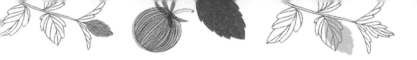

本週可以放下什麼飲食規則？

飲食規則有如行李上的凹陷、刮痕般累積，不確定怎麼發生的，卻逐漸讓人精疲力盡。挑戰食物糾察隊是要辨識和放下死板的飲食規則——規範進食的時間、方式和種類，無論身體感受如何，或是什麼食物聽起來美味且令人滿足。

你已經回想過飲食規則如何影響生活品質。這些有問題的規則通常不具彈性，使人愧疚或焦慮，影響社交或外出聚餐的能力。這些規則往往根植於「應該」與「不應該」的字詞。

本週目標：你需要什麼才能放下一條飲食規則？對於某些人而言，要接受改變帶來的初始恐懼。每當你增加飲食彈性，便離自由更近一步。本週你願意放下什麼飲食規則？

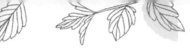
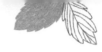
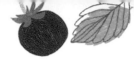

 Day 135 放下節食文化

放下基於恐懼的飲食

將恐懼和罪惡感加入餐食是剝奪飲食喜樂最快速的方式之一。這些情緒的存在情有可原,因為煽動恐懼的紀錄片和頭條新聞為了博取注意力和點擊率而大肆擴散。媒體鮮少會深入探討營養科學的複雜性和細微差異,更不用說加以確認。相反地,精心挑選的數據和研究試圖掩蓋平衡的對立面。事實上,很少有絕對的飲食。

評估食物主張時,需要詢問以下三個問題:

1. 這是真的嗎、你如何得知?

2. 這是誰說的、出處是什麼?

3. 對立面為何?

一天、一餐或一份點心不會成就或破壞你的健康。你需要釋放什麼恐懼,才能讓愉悅和平靜重返餐盤?

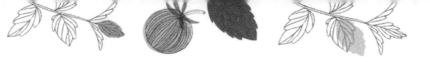

Day 136

自我同情
自我安撫的觸摸

觸摸是幫助自我安撫的一種強大方式。這個簡單的動作能夠活化部分神經系統（副交感神經系統），幫助你感到安全和平息痛苦情緒。當父母將哭泣的嬰兒抱在懷裡輕搖，便本能地啟動了這個反應。

觸摸還有其他生物層面的好處：它會釋放催產素，這種「依偎」賀爾蒙在社交聯繫和降低壓力方面發揮作用 [13]。下列方式可以探索自我安撫的觸摸：

- 將手指劃過頭皮
- 將手放在心口
- 輕揉後腦勺，頭骨和頸部交接處
- 雙手交叉輕揉對肩

Day 137

週間報到
放心地打破飲食規則

當你決定放下一個不適用於自己的規則，便沒有什麼需要打破。剛開始，你會覺得自己好像做錯什麼。不安僅代表它是一種不熟悉的行為——你來到新的領域。新的行為和存在方式有時候會讓人感到不適或尷尬，然而不代表改變不好或是有錯。它只是不一樣。

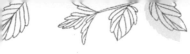

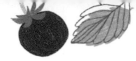

Day 138 內感知覺
成為身體的朋友，將其視為重要信差

如果你將身體視作好朋友、擁有強大資訊幫助你滿足需求的信差會是如何？你需要什麼才能與身體為友、照顧並傾聽其訊息？也許這意味著一日之中暫停幾次，簡單地聆聽感受——由身體傳遞的感覺。假使你重視這些訊息，而不是逃離或忽視它們將會如何？這樣會如何影響你的生活品質？

Day 139

直覺飲食小語

直覺飲食沒有羞恥之分。

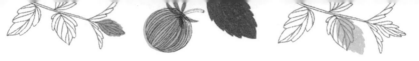

Day 140

餐間冥想

沒有愧疚和道德束縛地進食

願我能不受道德拘束地進食。

願我將自我認同和飲食抽離。

願我理解飲食的選擇無法成就美德。

願我感激飲食的選擇不會反映人格。

Day 141

本週意念

將愧疚當作療癒的途徑

愧疚的感覺在身體裡不好受。所以當它浮現時，通常能夠清楚地察覺。如此提供了激發好奇心的寶貴機會，以知覺的光照亮靜默的飲食規則或信念。

本週目標：留意愧疚感浮現的時刻——你在身體的何處感覺到它？

思考下列提示：

- 什麼信念或規則可能觸發這個感覺？

- 這個規則幫助我活在當下與身體連結，還是破壞了自我連結？我重視這個信念或規則嗎？

- 我需要什麼才能放下這個帶來愧疚感的信念或規則？

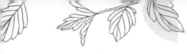
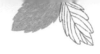
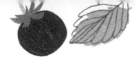

Day 142 實踐肯定語
我的思想不代表我

思想很強大，然而它不過是內心的敘述——內在陳述觀點的角色。思想不是事實，當然更無法定義你！人們很容易耽溺於思想中，並且過度表示認同。因為在那個當下，思想經常讓人感到真實。當你對自己感到嫌棄或帶有苛刻的想法，會特別有問題。

> **練習**
> 回想當你意識到思想模式並不真實的情境或時刻。也許是人生中覺得過不去的艱難時期。當腦中清楚浮現這個情境，將意識放在知道身體和思想不代表自己的感受。現在，強化這份感受（只要清楚地回想，並且專心感受，通常便足以放大這個感覺。）
>
> 在這個狀態下，手撫心口或自我擁抱，緩慢地重複三次：**我的思想不代表我。**

Day 143 情緒與渴望
放下故事情節

情緒住在我們體內。與其關注伴隨情緒的身體感覺,我們的內心會快速編造**感覺**真實的故事。正是內心的敘述——我們聰明的內在編劇,火上加油地將情緒感受延長。當你下次感受到情緒時,試圖拋下內心敘述。將意識帶到身體。留意情緒帶來的身體感覺。你在身體何處感受到它?保持好奇,關注這個感覺持續多久。每當你被拉回故事情節(你的思想),溫柔地將內心重新導向身體感覺。

Day 144 週間報到
留意愧疚感的好處

留意飲食產生的不愉快愧疚感很矛盾:你會發現飲食規則或信念阻礙自己體驗真正的飲食自由,以及伴隨的愉悅感。當你認出飲食愧疚感的根源規則,將更有能力去挑戰它。長久下來,當你練習拒絕或抵抗這些規則或信仰,愧疚感將會消散。

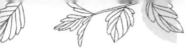
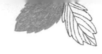
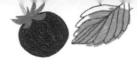

 Day 145

培養信任感
持續善待你的身體

你有沒有看過受虐小狗的行為？當你試圖撫摸牠，牠會很警惕、可能會咆哮甚至咬人。這些是自我保護的防禦機制，小狗因為曾經受虐而不信任你。這些行為可以理解但是不討喜，可能會讓你不喜歡小狗。

你的身體就像那隻小狗，承受文化認可的肥胖恐懼症影響——根源可以追溯至17世紀的種族歧視、父權體制和宗教規範之起源[14]。

療癒你與身體的關係是指無論你對它的感受如何，都要以尊重和尊嚴相待、滿足其需求。換言之，培養信任感、慈愛與尊重不需要喜歡自己的身體。時間久了，你將能夠感激身體每天為你展現的奇妙功能。

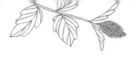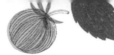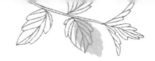

 欣賞身體

Day 146 培養和依靠你的性格優勢

正向心理學領域的研究人員發現以下二十四種核心性格優勢。我們都有性格優勢,然而每個人重視和表達的方式不同。研究顯示培養這些優勢能使生活充實、改善健康、蓬勃發展[15]。想像將時間和精力用來培養性格優勢,而不是貶低或改變身材。

檢視下方表格,你最認同哪些優勢?(想要瞭解更多性格優勢和免費進行評估,參見 viacharacter.org/character-strengths 網站。)

為了發揮你的性格優勢,請先提醒自己,你不只是身體。接著,將注意力轉移至自己最欣賞的一、兩項性格優勢。你可以這麼說:**我不只是身體,我欣賞我的**＿＿＿＿＿＿＿＿＿＿＿＿＿
＿＿＿＿＿＿＿＿＿＿＿＿。

創造力	靈性	謙遜
好奇心	勇氣	謹慎
開放思想	堅毅	自律
熱愛學習	熱心	鑑賞
採納不同觀點	平等	感激
真實性	領導能力	仁慈
希望	團隊合作	愛
幽默	寬恕	社交能力

**Day
147**

直覺飲食小語

透過直覺飲食，
我友善地滿足自己的獨特需求。

情緒誠實：你有多自我陶醉？

當你越涉入節食文化和飲食規則，將越專注於可以吃和不能吃的東西。這是一種內心綁架，透過許多社交場合的節食談話進行約束。多數人沒有正視其言語對於「健康」的偏執。坦白說，人們只是不知道該對它們說什麼。經常稱讚節食文化的行為更是火上加油。

本週目標：以善意、無批判性的意念，將節食文化當作關注對象探索其影響：

- 你經常大肆討論最新的飲食計畫、節食，或是不吃某種食物的原因嗎？這種情況大多發生在有食物的場合嗎？

- 你通常會開啟這些話題嗎？

- 你會找機會談論自己最新的飲食限制嗎？

- 你與陌生人閒聊時，多頻繁地談論飲食話題？

- 你有發現自己試圖說服他人接受你的飲食方式嗎？

- 你會口頭評斷或侮辱他人的飲食選擇嗎？

這些問題的答案多數是肯定嗎？請不要對自己太嚴厲。這是節食文化強力掌控的跡象，亦可能是攝食不足的指標。思考除了飲食，哪些話題可以讓你和他人建立更深、更真實的連結。

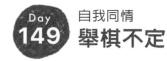

自我同情
Day 149 舉棋不定

你可能想要縮小體型，同時讓身體與食物和平相處。這不會讓你變成壞人。當你終生追求改變身材，感到猶豫和衝突感很正常。你是節食文化的副產品，如今甚至不幸地滲入許多醫療照護系統。你與多數文化已經被纖瘦的理想制約，同時代表美德的象徵。

挑戰在於追求縮小體型會干涉直覺飲食、強化肥胖恐懼症。通往自由與和平的真正道路始於真實地放下。如此能夠調整身體需求、擺脫外在規則與紛擾。還沒準備好沒關係，每次一小步，你能否將體重的想法擱置？這樣能夠承認慾望，但不會採取行動。

當你真實地走在直覺飲食的道路上，幻想縮小體型也是正常的。這趟旅程無關追求完美，而是要忘記和放下對體型的執著。這個需要時間。

Day 150

放下節食文化
創造餐桌聖殿

飲食是為了感到愉悅。將食物污名化會剝奪飲食樂趣,削弱我們與他人和自己用餐時的連結。我們的家和餐桌是神聖的地方。我們可以在餐桌加入指示、建造滋養身體的聖殿,藉以終止節食文化的傳承。無論你在家中何處進食[16],考慮包含以下作法:

- **無論體型如何,我們都要滋養身體。**

- **我們感激能夠食用的食物。**

- **我們不會批評別人和自己吃了什麼和吃多少。**

- **我們不會談論節食和遵循節食的人。**

除此之外,你還會增加什麼?

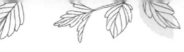

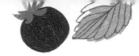

Day
151

週間報到
自我陶醉的影響

本週你一直留意自己針對飲食可能的自我陶醉。你做得如何？
這項練習可能特別困難，因為重點在於自我陶醉對他人的影
響。承認這點會非常有挑戰性、很痛苦。因此溫柔、仁慈地對
待自己很關鍵。你可以踏出特別勇敢的一步，詢問幾位值得信
任、擁有和諧飲食與身體關係的親密朋友：「你認為我經常談論
身體和/或飲食嗎？」

內感知覺
身體何處感到緊繃？

壓力以其微妙的形式，讓人感到緊繃。你在日常生活中，有多頻繁地感到身體緊繃？例如下顎、頸部、肩膀、頭部、眼睛、上下背或是腹部等處？

練習

這項練習可以坐著、站著或躺著進行。保持舒適的姿勢，放鬆地呼吸數次。將單手置於身體緊繃處，或許是頸部。從**體內**留意你的感受，你會如何形容它（參考頁65表格）？它有形狀、溫度、顏色或觸感嗎？

接收感受的方式無分對錯。只要留意它，不用試圖改變或修復任何事。當你持續關注這份感受會發生什麼事？感受保持不變嗎？若改變了，你如何描述它？

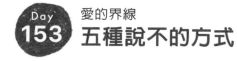

Day 153 愛的界線

五種說不的方式

- 謝謝你想到我，但是我沒有空。

- 很遺憾，我沒辦法_____。

- 我不適應_____。

- 我沒辦法增加更多專案。

- 不，它不適用於我。

Day 154

直覺飲食小語

我適時傾聽並回應身體需求。

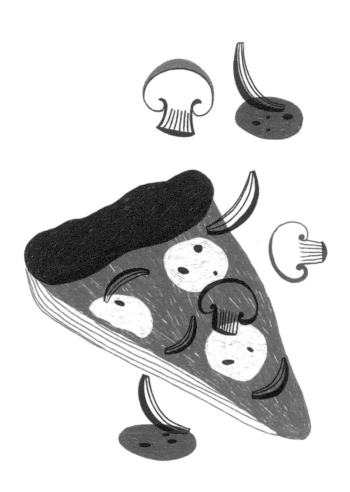

發掘滿足感
的因素

本週意念
什麼食物聽起來美味和滿足？

培養飲食滿足感，必須瞭解什麼食物聽起來令人滿足。乍看之下好像極度簡單，它可以是艱鉅的任務。當你長期將飲食選擇交由外在的飲食計劃或大師決定，經常會失去自己的觀點、需求和偏好。

有時候，只要詢問自己什麼食物聽起來令人滿足，即可指引對的方向。不知道沒關係，當你一直按照規則進食，開始時經常會覺得很挑戰。每次的飲食體驗都是更瞭解自己的機會，只有你知道什麼食物最終會帶來滿足感和支持。

本週目標：選擇餐點或點心時，詢問自己什麼食物聽起來令人滿足？你可以利用這個問題，思考以下因素幫助釐清：我是否想要＿＿＿＿＿＿＿＿＿＿＿？

- 辣味或清淡？

- 熱的或冷的？

- 甜味或酸味？

- 酥脆或滑順？

- 豐盛或輕食？

- 湯品等液體或三明治等有嚼勁的食物？

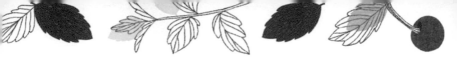

Day 156 培養信任感
沒有失敗，只有發現和學習

直覺飲食是自我發現和學習的旅程，它沒有失敗，記住這點很重要。節食文化灌輸了二元論的思維——成功或失敗、好或壞、執行或脫離飲食計畫。這種思考模式在察覺到飲食錯誤後，會導致失去自我信任。最終，它會開始潛入生活其他部分，更加侵蝕自信心。

為了**轉換觀點**，從學習的框架開始，揚棄二元論的成敗思維。面臨困境時（或之後），試著問自己：我可以從這個處境學到什麼？倘若我發現自己處於類似的情況，有什麼不同的做法？專注學習可以幫助放下。也會使原先的負面事物產生意義。更重要的是，它會尊重你學習與成長的能力，滋養信心和自我信任感。

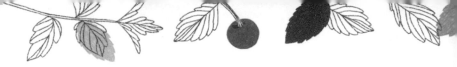

Day 157 實踐肯定語
我不是我的身體

節食文化將身體物化，能夠輕易地讓人相信身體代表自己。這是對人性的巨大傷害——你的存在遠超過身體。試想泰瑞莎修女（Mother Theresa）或納爾遜·曼德拉（Nelson Mandela）等知名人道主義者，他們的行動使其偉大，而不是體型、身材或身體。你擁有身體，但是它不等於你的身份。

練習

回想你意識到自己不只是身體的時刻或情境。可以是當你受到靈性、詩意、感情或創意而感動。當腦中清楚浮現這個情境，將意識放在知道自我價值不受身體牽絆、你遠超過身體的感受。現在，強化這份感受。（只要清楚地回想，並且專心感受，通常便足以放大這個感覺。）

在這個狀態下，手撫心口或自我擁抱，緩慢地重複三次：**我不是我的身體。**

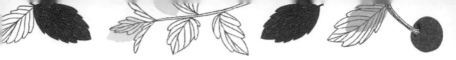

Day **158**

連結聽聞美食的愉悅感

針對連結風味與滿足感的愉悅體驗，你發現了什麼？有沒有意外收穫？害怕享受飲食體驗並不罕見，部分因為節食文化散播享受食物是羞恥、危險和錯誤的想法。導致這種恐懼的其他因素是清教徒的宗教根源，許多社會的建立或殖民皆以此為基礎。透過直覺飲食重新發現內在的身體智慧，需要許多解除制約和忘卻知識的練習。這個過程需要時間，不過請相信療癒你與食物、身體、心靈的關係是可能的。

自我照顧
精疲力竭：學習放下一件事

精疲力竭會讓人感到枯竭、精力耗盡而產生脆弱感。你的思緒變得迷糊，更容易受到情緒綁架。所有事情似乎更費力、讓人疲憊。光是按下微波爐按鈕的想法聽起來都太辛苦，同樣地掀開優格容器的蓋子也是。

這些時候，擁有應急計畫會非常有幫助──或是開始制定一個。面對這些艱難時刻，你可以放下什麼？或許是休息一晚不用做飯、提早一小時就寢；也可能是將待洗衣物堆疊、更改會議時間、取消社交聚會。

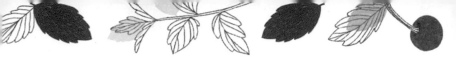

 Day 160 欣賞身體
培養對身體的敬佩

體內的每個細胞晝夜不停地工作,只是為了讓你活著。仔細想想,實在很了不起。然而,我們經常視為理所當然。倘若你對身體每天的付出感到敬佩會是如何。

敬佩是一種自我超越的複雜情緒,將注意力轉移到自身之外,幫助我們與整體產生更多連結[17]。如此一來,敬佩身體可以幫助你將注意力從外貌轉移。

你會敬佩身體什麼部分?或許是身體可以自我修復?在無意識控制下,每次心跳都能輸出紅血球,將重要的氧氣傳送到肺部。你的免疫系統不用指揮便安靜地對抗各種感染。

當你考慮到身體亦是價值觀、性格優勢和人性的家園,以及展現生命之處——連結他人、創造力、情緒、認知、愉悅感,真是相當不可思議。然而當我們的文化將身體物化,便抹滅和貶低了生命的奇蹟與連結等一切魔力。

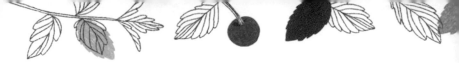

Day
161

直覺飲食小語

滋養身體是肯定生命的行為。

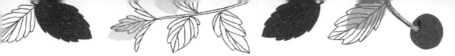

Day 162 本週意念

我想要有什麼感覺？

飲食的滿足感包括進食後感到滿意與精力充沛。這就是吃太多或太少最終都無法滿足的原因。直覺飲食的練習將身體和心靈的智慧整合。

本週目標：當你在考慮本週想要吃什麼的時候，請思考進食後希望有什麼感覺。

- **你想要長時間感到飽足嗎？**也許你正準備搭乘長途飛機、長時間坐在教室、工作許久才有機會吃飯。這種狀況下，維持體力的餐食可能有幫助。思考你的飲食經歷，何種食物或餐點能讓你長時間保持體力？

- **你想要感到滿意，但沒有超過消化負荷嗎？**這些情境也許是要進行演講、參加瑜伽或舞蹈課程等活動。思考你的飲食經歷，何種食物或餐點能讓你能量充沛但不會妨礙活動？

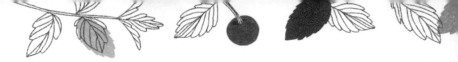

Day
163

餐間冥想
覺醒飲食

願我的雙眼享受餐盤上的色彩。
願我的舌頭體驗到細緻的風味。
願我的鼻子喜愛複雜的香氣。
願我的耳朵欣賞用餐時的聲音。
願我的心靈從飲食批判的糾纏中解脫。

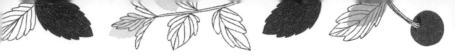

Day
164

放下節食文化
秘密心願

儘管你理智地拒絕了節食文化，可能依然保有渴望、秘密地期盼擁有不同身材。特別是被邊緣化或體型過大的人，經常不符合狹隘文化理想的審美觀和價值。

你可能體驗過較小的身形一段時間，使得節食文化的主張特別誘人。事實上，這種限制飲食的方式無法維持。因為在生理層面上，你的細胞正在減緩新陳代謝並強化飲食慾望，藉以緊守寶貴生命和試圖生存。

與其懷抱希望和幻想，不如思考哪些方式可以利用當下的身體，讓人生更加充實、投入和享受。感到難過沒關係，這是放下的正常反應。難過之下，對於社會不公平地將我們的身體進行尺寸分級，你可能會感到憤怒。

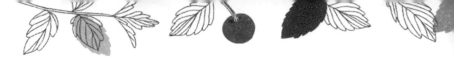

Day 165 週間報到
透過飲食瞭解你的身體

節食是脫離身體的一種形式——每種節食或飲食計劃,逐漸削弱你與身體訊號和需求的連結。直覺飲食的旅程初期,可能很難思考吃完餐點或點心後想要有什麼感覺。或是你可能知道想要有什麼感覺,卻不清楚什麼餐點或點心可以辦到。沒關係,時間久了,伴隨耐心和知覺,你會從自身經驗真正地瞭解。每次進食都是更瞭解自己與身體的機會。

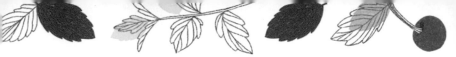

Day
166

內感知覺
飲食過程感覺如何？

今日選擇一頓餐點或點心，專注於飲食過程的感受變化。當你品嚐第一口食物時，請留意：

- **咀嚼時的食物口感**。只要留意質地的改變顯著（例如咀嚼三明治）還是細微（例如食用優格）？

- **吞嚥的感受**。感覺怎麼樣？你有多頻繁地將這種身體的飲食行為視作理所當然？

- **當吞嚥的食物沿著食道往下移動**。將意識放在這個感覺。保持好奇，你可以追蹤這個感覺到多遠？

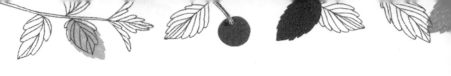

 Day 167 自我同情
我不再知道如何飲食

這是遵循飲食、健康和生活風格的計畫後（各種形式的節食），很常見的惱人現象。對於人生的其他面向感到自信和成功，唯獨飲食不利會讓人很挫折。你或許知道食物的熱量或營養素——類似電腦資料庫。然而這種資訊不是內在知識，無法真正地連結你的身體和心靈。這些數據是外在資訊，對於你的獨特需求沒有太大作用。

倘若你覺得自己不再知道如何飲食，這個完全可以理解。你可能已經在節食文化中生活數個月、數年，甚至數十年。你並不孤單。教導自己如何飲食，是學習深入傾聽和適時回應身體需求的過程。它需要時間和練習。

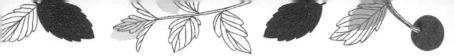

Day 168 培養信任感
比較是侵蝕自我信任的陷阱

沒有人的身體有相同的需求。我們都有不同的基因、活動量、腸道菌叢、人生經驗和條件。即便如此，人們經常將自己的飲食與別人比較，甚至包含陌生人！飲食比較會削弱自我連結和侵蝕信任感。（這就像是嘗試與他人比較尿量！聽起來很荒唐，對吧？然而基於某種原因，談到飲食，大家卻認為很合理。）

倘若你發現自己身處飲食比較的陷阱，將注意力帶回身體，溫柔地問自己：**我需要什麼、哪些食物聽起來很好、哪些食物可以令我滿足**？你越頻繁地詢問和回答這些問題，你越能夠與自己建立連結和信任感。

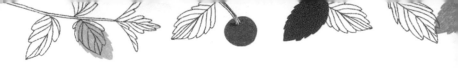

Day 169 本週意念
增加飲食樂趣

倘若你進食的時候習慣分心,可能會錯過飲食的樂趣,因為大腦的意識只能同時專注一件事情。類似相機鏡頭,只會看到(和體驗)聚焦位置。當你一心多用,例如看電視、瀏覽社群媒體、閱讀、付帳單,將會錯過飲食的完整體驗,導致滿足感降低。

本週目標:每天選擇一餐或是點心,在進食過程不做其他活動。留意不受打擾地進食感覺如何。飲食過程是否更享受?食物嚐起來是否更令人滿足?飽足感出現時,是否更容易察覺?

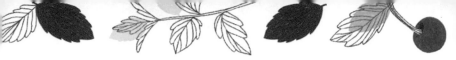

Day
170

直覺飲食小語

直覺飲食是要與
自己培養健康的關係——
不是在追求減重。

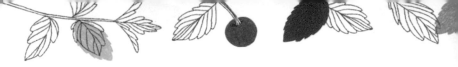

實踐肯定語
我信任我自己

遵循節食文化的規則和期待會侵蝕自我信任,並且擴散至生活其他層面。肯定你可以相信自己很重要。

> **練習**
> 回想你真正信任自己的時刻。或許你在艱難處境做出了好的決定;或是當你察覺到不對勁,便信任自己離開而逃過傷害。
>
> 現在,強化這份信任的感受,手撫心口或自我擁抱,緩慢地重複三次:**我信任我自己。**

週間報到
放下一心多用,增加連結與滿足感

儘管不分心地進食聽起來很直接,倘若你習慣在吃飯時一心多用,將會很有挑戰。起初可能會不願意採取這個步驟,這點完全可以理解。嘗試不要批評感到不情願的自己。簡單地從不分心地食用部分餐點開始,例如前五分鐘或十分鐘。

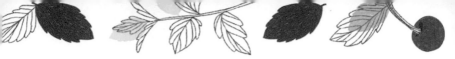

Day
173

自我照顧
電子郵件心靈休息

接收電子郵件有如無情的瀑布，永不停歇。這種感覺就像打地鼠：只要你回覆一封郵件，新郵件馬上跳出來引起注意。有時候，你只是需要休息。

倘若你將電子郵件設定自動回覆訊息，讓大腦稍微休息會是如何？（多數人放假時會這麼做，但是你可以隨時使用這個設定。）它能夠應對他人對於你何時會回覆的期待。

也許訊息可以這樣寫：
「我目前關閉網路，將不會檢查或回覆郵件，直到我於
_____返回。」（填入日期或時間）

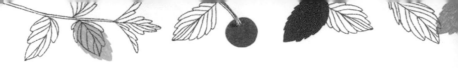

Day 174 節食話題的界線，切換對話

當人們開始談論最新的節食或生活風格變化時，備有自動的回應來改變話題會很有幫助。下列哪個回應最能讓你引起共鳴：

- 我們是否能換個身體與節食以外的主題？我很想聽關於你

  _____。

  （上次的假期、剛讀完的書、最愛的電影）

- 節食對我有害，我在試圖避開這些話題，若我們可以談論別的事情，我會很高興。

- 我在嘗試專心連結我的身體，這些話題讓我感到困惑和懷疑自己。若我們可以換個話題，我會很感激。

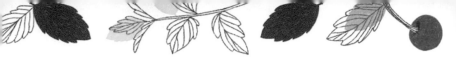

Day
175

欣賞身體
我的皮膚

你唯一的身體努力運作,做著經常被忽視的非凡事情。試想你的皮膚——身體最大的**器官**。生命期只有約四週,皮膚細胞就會凋落死亡,你的身體每天約有五千萬個細胞凋落。換言之,你的皮膚處於持續再生的狀態[18]。

皮膚同時扮演許多角色,使你維持健康,包含調節體溫、提供對抗細菌和有毒物質的保護屏障。皮膚亦是修復的關鍵。當你被割傷、擦傷或皮膚感染時,身體會製造新的皮膚細胞取代失去的部分。

感激身體:我感激我的皮膚,幫助維繫我的健康。

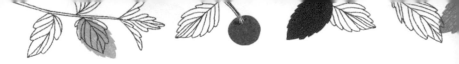

本週意念
飲食的感官特質

將意識放在飲食的感官特質,享用餐點或點心時,會帶來更大的愉悅和滿足感。我們太容易將匆忙慌亂的心態帶到餐桌,使我們從當下的飲食感官特質分心。

本週目標:選擇每日一餐或點心,專注地進食。這個練習將有兩個步驟和回想。

首先,留意面前食物的展示方式和整體香氣。接著,保持好奇,將意識放在這些感官特質上。每一口食物都要留意:

- 食物在手中餐具上的**外觀**

- 將食物打開、咀嚼、吞嚥的**聲音**

- 食物被咬下前的**氣味**

- 食物經過嘴唇、舌頭,進入口中的**觸感**

- 每一口食物的**風味**,觀察咀嚼時細緻的風味變化。

> 回想
> 這個練習是否有意外收穫?也許你發現不分心地進食更容易,因為大腦可以觀察特定事物?

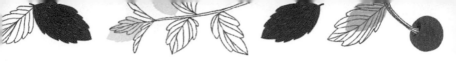

 Day 177 放下節食文化
消除來自節食文化的心理負擔

當你厭惡身材並且遵循飲食規則進食，經常會使大腦被持續性的焦慮感所佔據。清除節食文化的雜念後，你在人際關係裡可以更活在當下，這對自己和生命中的重要人物而言都是禮物。你可以更自在、有彈性、和平地遊歷世界。自從放下節食文化後，你的大腦釋放了多少空間？

Day 178

直覺飲食小語

為了與食物和平共處，
我需要停止與身體的戰爭。

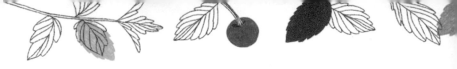

Day 179 連結感官會增加滿足感：視覺、聽覺、嗅覺、觸覺、味覺

你最喜歡的飲食感官體驗是什麼？試著將它當作進食重點。面對不同食物，喜歡不同的感官體驗很常見──例如烤餅乾的香氣或是沙拉的繽紛色彩。飲食的感官品味無分對錯。

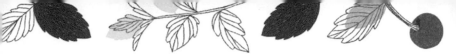

培養信任感

Day 180 別讓身體當代罪羔羊

生而為人就是要體驗廣泛的情緒。一般來說，憤怒、悲傷、壓力和焦慮等感覺會讓身體感到不適。你可能因為悲傷而感到沈重，或是因為壓力而感到肩膀的負擔。

當你持續與身體作戰，負面情緒會試圖與身體自我糾纏。因為身體是乘載情緒的實體容器，很容易會被責備、變成人生挑戰的代罪羔羊。時間久了，隨著節食文化無情地苛責與持續地自我厭惡，人們很容易萌生改變身體將會改變人生的想法。

倘若你發現自己身處情緒滿載的情境，迫切地覺得需要縮小體型，請將意識轉移至體內，回到身體的家。暫停並溫柔地問自己：我現在感受到什麼情緒？我可能需要什麼？

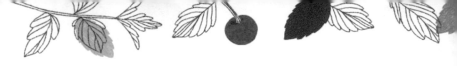

内感知覺
愉悅情緒的身體感覺

人們很容易陷入負面情緒的漩渦與伴隨的身體感覺——例如戀情結束後令人痛苦的空虛感。然而,我們有多少次真正地感到好奇,並且沈浸於喜悅和滿意的身體感覺呢?

練習
今天,當你察覺到幸福、喜悅或滿意的時刻,請依靠並注意它在體內的**感覺**。

也許會有輕盈、開闊、或是放射般的輕鬆感?你會如何描述這種身體感覺(參見頁65表格。)

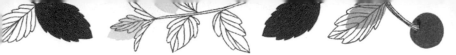

Day
182

自我同情
無條件愛自己

身體嫌棄受到社會制約。你並非生來就討厭自己的身體,然而你活在詆毀身體的文化,並且被教導要這麼做。厭惡身體會影響你對自己的整體感受。照顧自己討厭的事物很困難,包括身體與自我感受。

> **回想**
> 倘若你無條件地愛自己,今天你會如何跟自己說話?如果這個想法太遙遠,試想你對無條件重視的朋友會如何說話?

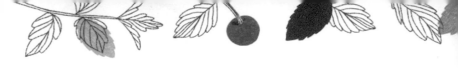

本週意念

尾韻繚繞

飲食的樂趣在於探索食物吞嚥後,殘留在口中的風味。這個特性在品酒中被稱作「尾韻」。體驗尾韻會增加飲食滿足感。然而尾韻很細微,若是吃得太快或分心,很容易就會被忽略。

本週目標:當你吞嚥一口食物後,暫停,將注意力放在尾韻。開始時,將舌頭沿著上下排牙齒稍微捲起,如此會比較容易留意尾韻。漸漸地,只要憑藉意識就足以感受這個體驗。

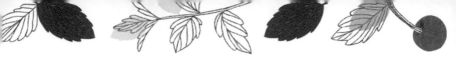

Day
184

實踐肯定語

我的身體和心靈都值得休息

我們生活在注重「磨礪」的文化,休息經常不被重視。節食文化為了強化這點,讓你與身體失去連結,經常到感覺麻木的地步,阻止你注意到身體需要休息。為了成長茁壯並保持最佳狀態,我們需要休息。

練習
回想你真正允許自己放鬆和休息的時刻。它如何影響你的能量程度與精神面貌?

利用這份感覺,手撫心口或自我擁抱,緩慢地重複三次:**我的身體和心靈都值得休息。**

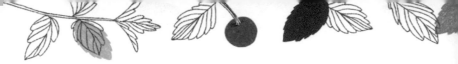

直覺飲食小語

直覺飲食是讓我
與身體感覺連結的內在工程。

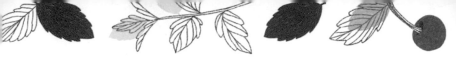

Day
186

週間報到
尾韻的喜悅

只要留意尾韻即可延展飲食的樂趣。它是很細微的飲食愉悅感，一不注意就很容易錯過。倘若你發現自己匆忙地處理生活與待辦事項，這種忙碌心態很容易蔓延到飲食過程。有些人食物還沒吞嚥，便急著吃下一口。關於尾韻，你發現了什麼？

Day
187

餐間冥想
期盼我願意

期盼我願意不分心地進食。
期盼我願意與身體連結。
期盼我願意培養知覺。
期盼我願意嘗試新的飲食體驗。

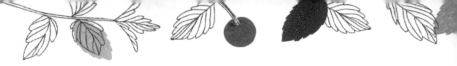

Day 188

情緒與渴望
三項感激

有時候，我們需要更寬廣的視角來經歷不舒服的情緒。當你下次感到不愉快時，可以嘗試這個技巧。

標示或描述不愉快的情緒（擁有它，不要忽略或壓抑。）
並且……
敘述三件感激的事物，儘管你感受到不舒服的情緒。

因此，這個練習聽起來如下：
我現在感覺＿＿＿＿＿＿＿＿＿＿＿＿＿＿＿＿＿＿＿＿＿＿＿，
我很感激生命中的這三件事：

1. ＿＿＿＿＿＿＿＿＿＿＿＿＿＿＿＿＿＿＿＿＿＿＿＿＿＿＿。

2. ＿＿＿＿＿＿＿＿＿＿＿＿＿＿＿＿＿＿＿＿＿＿＿＿＿＿＿。

3. ＿＿＿＿＿＿＿＿＿＿＿＿＿＿＿＿＿＿＿＿＿＿＿＿＿＿＿。

範例：我現在感覺很難過，我很感激擁有自由、有能力照顧狗、彈性的工作排程。

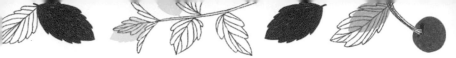

放下節食文化

讚美身體為什麼有害

節食文化重視外貌，經常讚美他人的外表，特別是針對體重。儘管對方可能是好意，體重的長期污名化會讓基於身體的評論帶有負面影響。無論意圖為何，評論他人的體重有許多問題因素：

- 你可能在讚美他人的飲食失調。（你無法藉由外表判斷他人是否具有飲食失調行為，例如催吐、限制飲食或使用瀉藥。）

- 這個人可能罹患癌症或其他不想談論的疾病。

- 這個人可能正在經歷壓力時期，例如婚姻糾紛、精神疾病或憂鬱症。

- 這會物化人類，強化體重嫌棄感。

- 這會強化身材的分級制度。

- 這代表他們之前不好看。

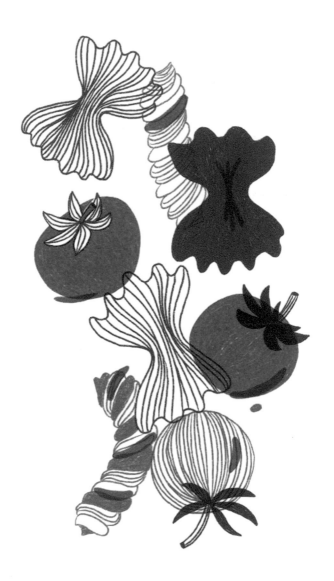

感覺飽足感

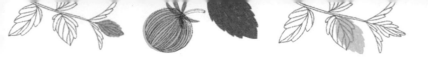

Day 190

本週意念
探索恐懼

節食文化將飽足感病態化,導致許多人害怕這種非常天然的線索,告訴我們營養已經足夠。飽足感就像是語句最後的句點——它是自然的停頓點。

本週目標:探索你是否以戒慎恐懼的方式進食,就像開車時將一隻腳放在煞車踏板上。你是否在真正飽足前就會謹慎地停止進食?(順帶一提,倘若你願意早點進食,來滿足身體需求未必是個問題。)

Day 191

自我照顧
設定你的睡眠週期

觀看日出和日落是設定睡眠週期的強大方式。(重要提醒:請不要直視太陽,它會對視網膜造成永久傷害。)觀看的方式很簡單:

* 早上八點前,觀看日出 2-10 分鐘。

* 下午四點後,觀看日落 2-10 分鐘。

這不僅是開啓和結束一天的美好方式,還會影響皮質醇(cortisol)和褪黑激素(melatonin)等賀爾蒙分泌,改變你的生理週期。前瞻的研究顯示,只要連續兩天這樣做,即可重新設定睡眠週期[19]。

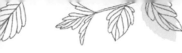
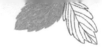
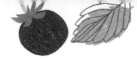

培養信任感

傾聽和回應身體是一種信任行為

每當你以體重計、飲食追蹤程式、鏡子或是他人意見等外在標準批評自己,便會失去一些自我連結。將你的需求和慾望外包,會讓你更加遠離真實的自己。

相反地,你需要一種溫和而徹底的內在轉變。這是一種傾聽身體的簡單動作,它是認識身體和真正回家的入口,從內在瞭解自己的需求。

現在,花點時間關心自己,詢問通用的協調問題。你現在整體感覺如何?愉快、不悅或平常心?每當你以這個簡單的問題關心自己,便是在傾聽和建立信任感。

Day
193

週間報到
使飽足感正常化

辨識飽足感的練習進行得如何？當你選擇停止進食，是否受到帶有一絲困惑的恐懼影響？當你以正餐而非少量多餐的形式進食，認識飽足感的過程會更簡單。這兩種進食方式都沒有問題。不過開始時，若你想要更明確地辨識飽足感，正餐的形式可能會有幫助──豐盛的餐點，通常每日三次搭配點心，而不是少量多餐。因為少量多餐會形成更細微的飽足感，令人感到模稜兩可。

Day 194

直覺飲食小語

直覺飲食是身體和飲食自由的途徑。

Day 195 内感知覺
留意體內何處感受到壓力

日常生活和它的多重壓力——從回覆永無止境的電子郵件到處理繁忙的行程,很容易使我們與自己和身體失去連結。除非我們多加留意,否則將與身體失去連結。

練習
今天,在這些忙亂時刻之中,抽空留意體內何處感受到壓力。可能是頸部僵硬、下顎或太陽穴緊繃;也許是胃部不適、橫隔膜緊縮導致呼吸短促。只要留意即可。每當你留意身體,將會更瞭解自己,建立自我連結的橋樑。

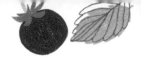

欣賞身體

在社群媒體徹底實踐身體多樣性

我們生在不同的身體，本來就不會擁有相同的體型、長相、性別或能力。多數主流媒體不會反映多樣性的美好，更不用說慶祝。儘管社群媒體有許多缺點，但也有正面之處。你可以策劃觀看內容、增加多樣性，反映更真實的情況。此外，取消追蹤的力量與追蹤新帳號一樣強大。

這麼做有助於以人們的正面形象包圍自己，他們以多樣的身材、體型、性別、種族、年齡和能力過著充實的人生。你可以瀏覽和追蹤下列 Instagram 帳號：

@sonyareneetaylor	@unlikelyhikers	@jabbieapp
@fierce.fatty	@meg.boggs	@brandonkgood
@virgietovar	@fatgirlstraveling	@iharterika
@antidietriotclub	@mia.mingus	@drjcofthedc

Day 197 本週意念
認識初飽感

你已經將飽足感當作正常的身體感覺來探索,它讓你知道身體適當地獲得滋養。現在是時候和這種線索做朋友,傾聽初飽的身體感覺。初飽感很容易錯過,因為開始時很微弱,有如耳語。

啜飲熱茶是一種愉快的練習,幫助你聚焦。請注意,以下練習不是要假裝飢餓或飽足來欺騙身體,而是要協助將意識導向初飽感。

練習
準備充足的熱水泡2-3杯茶,依照個人喜好調整濃淡。開始啜飲,將意識集中在熱茶從食道流至胃部的感受。注意這份感覺。繼續喝茶,直到確實感受到胃部的飽足感。(可能要喝2-3杯。)這種飽足感稍縱即逝,因為茶沒有太多營養,感受不會持久。

本週目標:使用熱茶練習學到的方式,將意識放在用餐時的初飽感。

Day 198 實踐肯定語
我能夠依靠艱難的感受

避免忽視情緒很重要。暫時轉移注意力無妨，不過最後你會需要體驗自己的感受。依靠情緒的身體感覺，避免陷入伴隨的心靈敘述或自我對話，這股力量會特別強大。情緒是暫時的，儘管你可能不這麼想。你越嘗試壓抑情緒，它就會跟著你越久，甚至可能將你吞噬。讓自己當個凡人，依靠困難的情緒。

練習

回想你經歷了強烈情緒、最終過去的時刻。（請注意，若這段回憶感覺太強烈，可以自由替換。）也許是你在喪禮落淚或是收到拒絕信讓你極度失望。當腦中清楚浮現這個情境，將意識放在知道自己可以應對艱難情緒的感受。

手撫心口或自我擁抱，緩慢地重複三次：**我能夠依靠艱難的感受。**

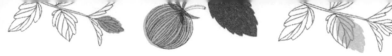

Day **199**
自我同情
自我同情不是毒性正能量

儘管正向思考或期待光明有好處,當這種觀點掩蓋或否認了現實就會有問題。這種現象被稱作毒性正能量。最好的時候,它會淡化你所經歷的事物;最糟的時候,則會剝奪建立適應力的機會。因為它會迴避你正在經歷的情緒,如此無法培養真實的自我連結[20]。

另一方面,自我同情是關於連結與陪伴你的苦痛,同時尋找溫暖、仁慈的觀點。它讓你擁有內在知己,無條件地提供支持的聲音。

Day **200**
週間報到
初飽的感覺

辨識和體會初飽感需要練習和專注。若你覺得很難,沒關係。重要的是培養耐心和好奇心!這確實是注意力的練習。有些人認為繼續以熱茶練習幫助熟悉和專注身體逐漸飽足的感覺更容易。

Day
201

餐間冥想
欣賞我的進步

願我憐憫尚未療癒的飲食焦慮。
願我有耐心地朝直覺飲食前進。
願我在盤中寧靜地綻放。
願我承認和欣賞我的進步。

Day
202

直覺飲食小語

有時候，飲食很平凡，
沒關係。

放下節食文化

取代基於外貌的稱讚

下列這些稱讚不是以外貌為基礎，而是更連結人性：

- 我喜愛你的能量。

- 我很欽佩你依照自己的價值觀生活。

- 你今天看起來非常高興。

- 你是很棒的＿＿＿＿＿＿＿＿＿＿＿＿＿＿＿＿＿＿
  （朋友、同事、老師、伴侶、隊友、盟友等）。

- 我很欣賞你的真誠。

- 我在你身旁感到很自在。

- 我在你身旁感到安全和真正地被傾聽。

- 我欣賞你開放的胸襟和觀看多元視角的能力。

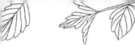

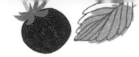

Day 204 本週意念

當你被時間追趕：專注於這三口

這個直覺飲食的自我檢查技巧在生活很複雜、忙錄和充滿壓力的時候會很便利。儘管不受干擾地進食很理想，這並非總是可能的。與其完全消除自我連結，這項練習要求你在食用正餐或點心時，將完整的意識專注在三口食物就好。請記得以下方式只是練習，並非另一項飲食規則！

本週目標：選擇一頓餐點或點心，練習三口式自我檢查：

- **第一口**：在食用第一口食物前，檢查你的身體：你的整體飢餓感如何——愉快、不悅、一般？食物的外觀、香氣和風味如何？

- **第二口**：於用餐途中暫停，留意第二口食物的感受：食物的味道如何？你的飢餓感消退了嗎？是否有任何初飽感？

- **第三口**：當你吃完最後一口食物，與飽足感進行連結——感覺愉快、不悅、一般？

Day 205 培養信任感
恐懼會阻擋信任

恐懼會阻擋我們與生俱來信任身體智慧的能力。不幸的是，我們生活在散播恐懼的世界，灌輸著多吃一口就會出事的感覺。我們的文化賦予食物太多力量，導致飲食樂趣被剝奪。除非你有致命性的食物過敏，否則食用特定食物不會因此送命。請記得一種食物、一餐、一天不會成就或破壞你的健康。

Day 206 愛的界線
沒錯，你可以愛家人，
但還是需要設定界線

節食文化灌輸很多人二元論的思考模式——成功或失敗、好或壞、節食或不節食。設定界線不是黑白之分。你依然可以愛著某個人，但是需要在節食話題或身材評論設定界線。兩者彼此不衝突。

- 我愛我的媽媽，我需要針對她的身材評論設定界線。

- 我愛我的爸爸，我需要針對他對我的飲食評論設定界線。

- 我愛我的姐妹，我需要針對她的節食話題設定界線。

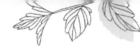

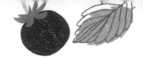

Day 207 關於飽足感，你注意到什麼？

關於飽足感，你注意到什麼模式？倘若你在愉悅的飽足感停下，哪些因素幫助你辨識它？假如你最終體驗到不愉快的飽足感，下次有哪些不同的作法？更早檢查身體感覺？請記得，過飽的飲食不是失敗——它是有助於更認識身體的學習機會！不時吃到過飽也是正常飲食的一部分。

自我照顧

Day 208 允許玩樂

你上次純粹為了開心而玩樂是什麼時候？玩樂對於我們的健康很重要，然而當人生越趨複雜，玩樂似乎消失了。

允許自己去玩樂！嘗試一些聽起來好玩的事物，也許是吹泡泡、在公園或學校盪鞦韆、走在水中、濺起水花、用粉筆在人行道上塗鴉、騎腳踏車、玩桌遊、玩牌、跳舞或蓋沙雕。選擇真的無限多！

Day
209

内感知覺
將不愉快的身體感覺當作禮物

倘若你為了滿足基本需求,將不愉快的身體感覺視作禮物會是如何?也許是不方便的禮物。有時候,你可能會不喜歡來自身體的訊息,例如:

- 劇烈的心跳和躁動的身體,可能反映出恐懼和需要安撫

- 沈重的眼皮和癱軟的四肢,可能反映你需要休息或甚至小睡

- 牙齒隱隱作痛,可能表示需要專業醫護人員的協助。

有時候,倘若你忽視一則訊息,身體感覺會更強烈——像是有人敲門試圖引起你的注意,說著「讓我進去!」今天你可能需要讓什麼進來?

Day
210

直覺飲食小語

直覺飲食是我通往自由、
遠離節食文化之路。

Day 211 本週意念
飽足感不只是飢餓消失

當你開始瞭解自己的身體和飽足感,有一種細微的感受必須要區分。當你肚子餓開始吃飯,某個時刻飢餓感會消失。然而這不是飽足感,而是不餓了。

舉例來說,假設你非常餓,坐下來食用辣肉醬和玉米麵包。吃到一半時,你可能會發現沒那麼餓了。然而若你這時候停止進食,可能會感到不完整、想要繼續吃。這樣很好!這就是當你還沒吃飽,卻決定在不餓時停止進食,很快會感到飢餓的原因。

本週目標:在用餐的途中暫停(不需要很精準)。留意你的飢餓感。感到模糊很正常,沒有明確的飢餓感和飽足感。(這也是一種感覺!)在心中記住這個體驗。用餐完畢後,觀察你的飽足感等級。現在的感覺和中途有什麼不同?留意相異處。請記得這是一種直接體驗,不是智力練習。飢餓感和飽足感是動態的,可能有許多表現方式。這是持續性的練習,不是完成即可拋諸腦後。

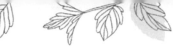

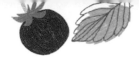

Day 212 實踐肯定語
我有責任滿足自己的需求

只有你能夠成為自己和自身需求的專家。沒有人會知道你的感受。你可能因為疲憊，想要提早結束晚上的朋友聚會；或是你可能承擔太多責任，需要拒絕一項專案。

練習

回想你拒絕一項重要專案或責任的時刻。也許你力不從心，或是有太多任務分身乏術。拒絕後有感到鬆一口氣嗎？現在，強化這種放鬆或是知道不能接下更多任務的感覺。

在這個狀態下，手撫心口或自我擁抱，緩慢地重複三次：**我有責任滿足自己的需求**。

Day 213 欣賞身體
心臟的活力

將手放在活躍的心臟上。你可以感受到心跳嗎?想像這個美麗的器官不停跳動,只為了你。風雨無阻,你的心臟持續跳動。人類的心臟一年內平均會跳動310-530億次[21]!

你是否能將觀點轉換至體內,感激只為你跳動的心臟?

Day 214 週間報到
區分不餓和飽足感

你能夠辨識不餓和舒服的飽足感有什麼差異嗎?倘若吃飯時一心多用(例如看電視或閱讀),將難以察覺這些細微的感覺。區分這些感覺可能需要一些時間,沒關係,請有耐心地善待自己。

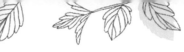

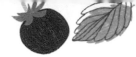

Day 215

自我同情

感覺受困是正常的

當你清楚地想要永遠離開節食文化，可能仍然有受困的感覺。
一方面，你可能會害怕朝直覺飲食的道路前進。另一方面，你
很清楚不能繼續過著原本的生活，深陷節食文化、擔心放入口
中的任何食物、不停地煩惱接著要吃什麼，以及和人生脫節。
這種情況很常見，而且感覺不好受。請瞭解這是預期的過程。
當然，你會感到害怕——改變很可怕，這些反應完全是正常的。

練習
當你感覺受困時，可以如何溫柔地支持自己？

Day
216

放下節食文化
承認短期放鬆，將造成長期苦難

受到誘惑，掉入再次嘗試縮小體型的陷阱很常見。腦中經常閃
爍著揮之不去的幻想，表示節食心態依然存在。（當節食文化四
處環繞著你，這是可以理解的）。此時回想人生經歷的啓示會很
有用。當然，你可能在短時間內減重，那麼長期呢？研究證實
節食對生活品質造成負面影響，無法永久持續[22]。

無論你如何稱呼節食行為，承認它們是迎來長期苦難的短期放
鬆很有幫助。你的人生中是否見過這種現象？

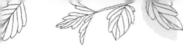

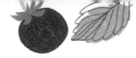

Day 217 培養信任感
持續善待自己能夠修復信任

倘若你有朋友經常爽約,你會信任那個朋友嗎?也許不會!為了讓關係蓬勃發展,彼此需要有安全的連結,可以互相依賴。關係都是相互依存的,包含你和身體的關係。

你的身體能夠倚賴你好好對待它嗎?當你嫌棄身體或是覺得它不夠好,經常不會善待它。倘若你的身體關係充滿過勞、缺乏食物、無視其訊息,將很難期待從身體獲得一致反應(例如飢餓、飽足、滿足的感覺)。身體混亂會破壞自我連結和信任。

每當你滿足一項身體需求,例如營養、休息或適當運動,便是在修復信任。每次以一種行為善待自己,重要的是持續性、不是完美。

Day 218 本週意念
你吃得足夠嗎？

若你每餐吃很多蔬菜，像是主餐沙拉，你可能會注意到飽足感和不完整感共存的衝突。這是因為蔬菜的體積和纖維會觸發胃的飽足感受體，然而只有部分身體感受到飽足感。它也受到大腦和神經系統的管理。

你的身體非常聰明，這就是即便感到飽足，仍然想要更多食物的原因。節食亦可能發生這種情況：你用體積龐大卻缺乏充分能量或熱量的食物果腹。因此，你會更快、更頻繁地想到食物。

倘若你發現自己在用餐後2-3小時便感到飢餓，可能表示你沒有攝取足夠食物。（只要你不介意更頻繁地滿足飢餓感就沒問題。）一般說來，若正餐攝取足夠的食物，將能維持4-6小時。

點心也有類似情況。例如，你可能吃了一顆蘋果，經過30-60分鐘就餓了。這表示點心無法支持你到下一餐。

本週目標：留意自己是否有不完全的飽足感，感覺有點飽卻還想吃——無論是想要一頓正餐或點心。

Day
219

直覺飲食小語

直覺飲食的旅程需要時間、
耐心和善待自己。

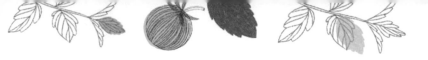

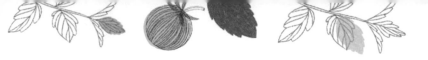

Day 220 情緒與渴望
辨識反應

我們無法控制初始情緒或想法根源，但是可以管理對它們的反應。反應是面對情境、想法或感覺的自動回應。它可以很快發生，容易被忽略。反應並非刻意或經過思考，而是有如膝跳反射。

關於飲食和身體議題，反應行為可能有：

- 因為某餐吃太多，決定接著整天都不用餐。

- 享用甜點並自動地多做運動「彌補」。

- 感覺無法接受自己的身體，便發誓吃更少。

- 察覺自己吃了「錯誤的」食物或份量，隔天便吃更少。

這種模式變成一種補償行為——例如開始新的飲食計畫、增加運動量，但是未考慮身體需求和感受。

有時候，當直覺飲食的進展不夠快，人們就會想要隨即展開新的飲食計畫。這就是要努力的地方——練習不要對失望做出反應。辨識補償的反射模式是前進的方法，有機會以不同方式化解妳對飲食和身材的不適感。

Day 221 週間報到
飽足感的細微差異

關於飽足感的細微差異,你目前注意到什麼?你越瞭解食物在體內錯綜複雜的感受,便越能傾聽和滿足身體的日常需求。

Day 222 自我照顧
暫停

收聽你的感受對於自我照顧很重要,因為這會幫你釐清你需要什麼。就像是坐上駕駛座,檢查儀表板,車子的狀態如何?例如,有足夠的汽油能讓你開到目的地嗎?

> **練習**
> 暫停一下,關心自己。你現在有什麼感受?愉快、不悅、普通?根據這回答,你今天可以做點什麼來自我照顧?

Day
223

內感知覺
身體感覺：放鬆平靜的對比

以下的系列練習，請將某些身體部位繃緊數秒鐘，接著以相同時間放鬆身體。採取舒適的坐姿，開始動作：

1. 皺起臉部並保持緊繃數秒鐘，接著放鬆。

2. 握緊拳頭，接著放鬆。

3. 收緊胸部和手臂，接著放鬆。

4. 縮緊腹部，接著放鬆。

5. 縮緊臀部，接著放鬆。

6. 收緊腿部，接著放鬆。

7. 收緊雙腳，接著放鬆。

現在，從頭到腳收緊全身，持續五秒鐘。接著，從頭到腳放鬆全身。由內而外，將意識放在全部的身體感覺。你會如何形容它（參考頁65的描述。）

餐間冥想

進食的時候，你的心在哪裡？

當我以眼前的食物滋養身體，我會溫柔地關注思緒。

我有多頻繁地迷失在思緒中？

當我開始察覺自己迷失在思緒中，

我會體貼地指引大腦，重回我最喜歡的飲食感受——

味覺、視覺、嗅覺、觸覺、吞嚥或尾韻。

善待自己的情緒

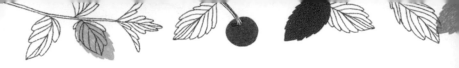

Day
225

本週意念
肯定與放下過去

我們經常從飲食中尋求慰藉——這是正常飲食的一部分。對許多人而言，在面對危機或創傷時，向食物求助是情緒生存的唯一方式。這樣並不可恥，重要的是善意地瞭解和敬重自己，因為我們找到當下最好的方法和資源來應對。

此外，請記得當你將節食或任何飲食限制帶入這種情況時，情緒磨難可能會誘發生理反應進食[23]。

本週目標：儘管擁有多樣的應對工具很重要，本週要練習肯定食物在情緒生活的角色，放下任何批判，特別是羞恥。當朋友或愛人透過食物來安慰自己與應對情緒，你會對他們說什麼？

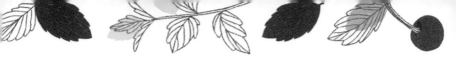

Day 226 實踐肯定語
我的身體值得被滋養

感謝節食文化讓我們輕易地認為自己吃「太多」,或是不值得根據飢餓感和滿意的飽足感進食。這可能表示你在聚餐或活動上吃得比別人多。這完全沒有錯——只有你知道自己的身體需求!

> **練習**
> 回想你非常餓、吃了足夠食物感到滋養和滿足的時刻。記住這個滿意的感覺,以及它如何影響你的能量、專注力和心情。現在,強化這份被適當滋養和充滿能量的感覺。
>
> 在這個狀態下,手撫心口或自我擁抱,緩慢地重複三次:**我的身體值得被滋養**。

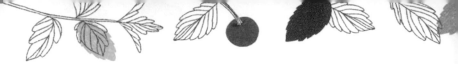

Day 227

直覺飲食小語

信任直覺飲食的過程
需要時間。

Day 228

週間報到

放下批判與羞恥感

放下批判與羞恥感是通往療癒的重要過程。如此能夠瞭解你已經使用當時現有的工具竭盡所能。你的經歷越複雜,例如過往的創傷、飲食失調、節食、食物不安或任何綜合症狀,便需要越長的時間培養新工具,面對艱難的情緒。沒關係,這是療癒的一部分。

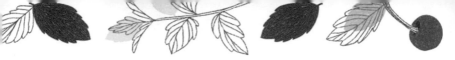

Day 229 培養信任感
你的人生經驗

> 「對我而言，經驗是最高權威。我的經驗是效力的試金石。
> 自己和他人的想法，沒有任何能與經驗的權威性相比。
> 為了得到經驗，我必須不斷回歸，發現更接近真理的價值……」
>
> —— 卡爾・羅哲斯（Carl Rogers），《成為一個人》[24]

你的人生經驗對於培養身體、心靈和食物的健康關係非常珍貴。它們比我或任何人所能提供的研究或統計數據更強大。留意和反思身體經驗是療癒途徑的一部分。當你從中獲得肯定與認知，便能獲得終極自由。試想：

- **身體因為飲食計畫餓過頭而失去控制。**這是身體努力保護你免受飢餓的經驗。這是節食讓你失敗。

- **節食過程因為飲食不足而暴躁易怒。**這是大腦面對吃太少的反應。

- **遵循限制型飲食計畫時，注意力集中在食物上。**這是內心試圖求生，以精神性覓食的生存機制。

- **你的思想被身材佔據。**這是肥胖恐懼症持續存在於社會、被文化認可產生的有害影響。

你沒有壞掉，我們的體重偏執文化是後天學習的條件。當你開始留意身體和心靈被無條件持續滋養的感覺，它會變成強大的生活經驗、你的真理。

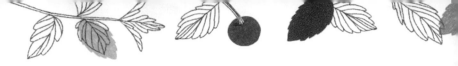

Day
230

自我同情

放下吃「太多」的罪惡感

吃太多的意思因人而異。請友善地探索這些問題，幫助你放下罪惡感：

• 身體可能需要這種食物嗎？有時候我們會特別餓。

• 你有沒注意到的需求尚未被滿足嗎？也許你需要休息或是簡單的自我照顧？

• 有沒有可能你的上一餐間隔過長時間？這些情況會讓你變得非常餓，這種原始飢餓感很容易忽略舒服的飽足感。

• 你是否與身體和飲食經驗連結，還是斷線了？也許你覺得吃太多是「錯的」或「壞事」，因此忽視與飲食經驗脫節產生的罪惡感和羞恥心。

• 你可以從這個經驗學到什麼？從經驗中學習有助於放下。

• 最後，你會對受困於類似情境的好友說些什麼？

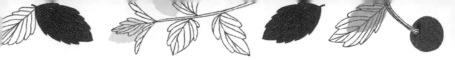

 Day 231 放下節食文化
情感操縱

節食文化與所有相關產品和服務是唯一會責怪消費者成果短暫或不彰的產業！令人難過的是消費者的確相信自己有錯——沒有努力嘗試、不夠持久。這種責備受害者、令人費解的行為稱作「情感操縱手法」（gaslighting），以電影《煤氣燈下》（Gaslight）命名。這部經典的驚悚片由英格麗·褒曼（Ingrid Bergman）主演，講述丈夫操縱和欺騙妻子，導致她以為自己失去理智。節食文化亦是如此。你並沒有缺乏意志力、紀律或力量。問題在於節食文化，不是你。

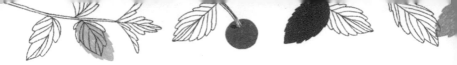

Day 232 本週意念
我感覺到什麼、需要什麼？

自我連結有一個重要部分，就是認識自己的生理和心理情緒感覺。若你習慣迴避或否認感覺，將會需要持續練習和自我檢查。

本週目標：保持好奇，不帶批判地留意體內何處感受到不同情緒。（從強烈的情緒開始比較容易。）這種情緒有什麼特質？愉快、不悅或普通？

若你發現自己在不適感中向食物尋求慰藉，試著問自己：我現在有什麼感覺──關於這份感覺，我現在可能需要什麼？不用期待馬上有答案，這個過程需要好奇和耐心。

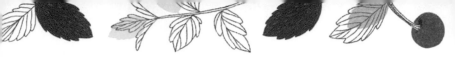

Day
233

欣賞身體
放下改變身材的惱人計畫

「你的身體比最高智慧更合理。」

——尼采[25]

不同於飲食文化深植的信念,身材不是一種選擇!你的體重是由一套超越意識控制、強大的複雜因素所調控,包括基因學、生物學、腸道微生物、社會決定因素等。

大量科學證據顯示,透過節食減重對於多數人而言無法持久——將近95%的節食案例失敗!不僅如此,限制飲食會增加飲食失調風險、體重污名化、復胖循環、憂鬱、不滿身體和焦慮,進而傷害健康[26]。

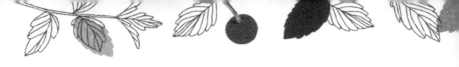

Day 234 愛的界線
設定界線的罪惡感

若你不習慣告訴他人自己的界線，開始設定界線時可能會感到不安。倘若你傾向取悅他人，有時候可能會感到罪惡。然而當你試著讓生命裡的每個人都開心而犧牲自我需求，這樣對你真的不健康！請記住，當你選擇設定界線，你在選擇：

- 超越緘默的真誠溝通，避免滋生怨恨

- 保護有限的重要能量，避免過勞和同情疲勞

- 自我尊重，教導他人如何對待你

- 樹立健康溝通的典範

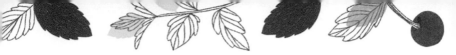

Day 235 週間報到
滿足你的需求

只要詢問「我現在需要什麼？」本身就具有療效了。這是對於自我需求的溫柔認可與提醒。倘若你習慣以他人需求為優先，可能會對這個問題感到畏懼。為他人服務沒有錯，當你犧牲自我照顧就會有問題。

Day 236

直覺飲食小語

我的身材和體型
不會反映我的價值。

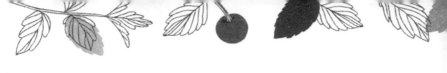

Day
237

内感知覺
讓雜念消音

傾聽身體感覺有助於滿足情緒和身體需求,不過還有非常重要的次要好處。它能夠消除雜念——一種引發焦慮感的封閉思維模式以及無止盡的負面心靈故事[27]。這種思維除了讓人不斷擔心,沒有其他助益。

將意識放在身體感覺能夠使大腦聚焦於此時此刻,同時消除雜念。

> 練習
> 下次當你發現自己沉浸在故事線或雜念裡,將注意力放在心跳或呼吸的感受(選擇當下最容易察覺的感受)。請注意,雜念會隨著注意力集中而消退。

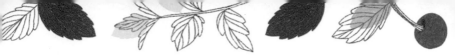

Day 238 自我照顧
一個細微舉動

今天你可以用哪個細微舉動來照顧或善待自己？自我照顧是健康的重要部分，然而多數人卻未曾被教導要重視它。這真的需要練習。下列哪個舉動讓你心動呢？

- 小睡片刻。

- 在街區附近散步。

- 從學校、公司或開會回到家後，給自己五分鐘的短暫轉場休息。坐在車上、公車站或火車站，別急著回家。也許只要閉上眼睛，什麼都不做。

- 關閉手機三十分鐘。

- 花五分鐘做瑜伽或伸展。

- 看日落。

- 花五分鐘寫日記或塗鴉。

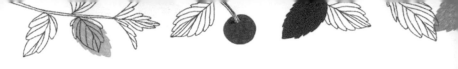

Day 239

本週意念
辨識令人滿足的分心事物

有時候你需要情緒上的休息，特別是長期揮之不去的類型，像是擔心自己是否會被雇用、是否該為新工作搬家。重要的是我們不僅要能夠辨識情緒，瞭解自己的感受藉以滿足需求；當需要暫時擺脫感受時，還要找到令人滿足的分心事物。（請注意，這和可能造成問題的長期迴避感受不同。）

本週目標：思考哪些來源可以讓你分心——這些事情可以引起你的注意，卻不會在參與後感覺更糟。例如，衝動購物可能很興奮誘人，但是會傷荷包，長期下來會感覺很糟糕。正向、令人滿足的分心事物可能是在社群媒體上編輯小狗影片、規劃假期、閱讀引人入勝的好書、參與創意專案。

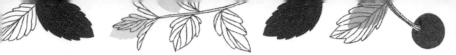

Day 240 實踐肯定語
我有能力做困難的事情

節食和飲食計畫的循環會侵蝕自我信任。這個肯定語將幫助你提醒自己的能力。

> **練習**
> 回想你面對和克服挑戰的時刻。也許是孩童時期、青少年時期、近期事件;也許是完成某件事,像是學業、專案、療程、某種康復。它不需要是大事,重要的是對你而言意義重大,並且充滿力量。連結克服困境的感受,也許帶有一絲驕傲或決心。現在,放大這份感受。
>
> 在這個狀態下,手撫心口或自我擁抱,緩慢地重複三次:**我有能力做困難的事情**。

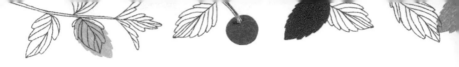

Day 241 培養信任感
自我認可

你有多常依賴他人來肯定自己？從他人身上尋求外在認可會阻礙自我信任。自我信任就像體內的太陽。每當你看著他人而不是自己，它會變得烏雲密佈。長久下來，這會導致猶豫不決、自我懷疑和害怕失敗。請瞭解，喚醒自我信任的能力在你體內。這就像是暴風雨日，儘管太陽被烏雲掩蓋，我們知道它依然存在。

從自我內心尋求智慧、認可和真理會是什麼樣子？我感覺到什麼？我今天需要什麼？此刻什麼對我而言是對的？

Day 242 週間報到
有意義的休息

當你實驗以不同方式脫離不適感，將開始瞭解哪些有效或無效。這只能靠經驗累積、培養自我認識，好似試穿鞋子。鞋子可以很好看，然而有時候當你穿上四處走動，感覺就是不對。也許它的風格很好，但是不符合你的需求，沒關係。

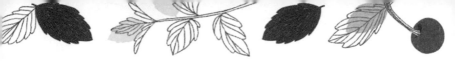

自我同情

自我同情的漣漪效應

自我同情不是放縱或自私——恰好相反。自我同情的愉悅好處在於，當你對自己培養更多同情心時，過程中也會對他人產生更多同情心！

Day 244

直覺飲食小語

我尊重身體信號的
內在導航系統。

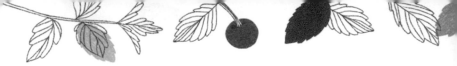

Day 245 在家為神聖的身體創造安全空間

倘若你的家真的是自己的聖殿——你和所有人進入後不再詆毀身體的安全區域，豈不是很美好？一切從肯定所有身體都值得擁有尊重和尊嚴開始。銘記這點，你可以讓人們知道「我的家是不節食的空間，所有身體都是神聖的。因此來客必須遵守以下規範」：

- 不評論任何人的身體，包含自己的身體（無論讚美或批評）

- 不測量身材和體重（除非醫療必要性）

- 若客人開啓身體話題，你會溫柔地請他們尊重身體神聖的界線。

我們無法一夕之間改變文化，但是可以在家中創造安全空間，讓所有身體得以進來喘息。

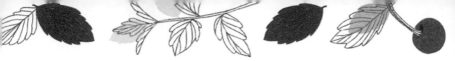

本週意念

Day 246 誰是你的連結？

當你需要情緒支持，或是感到苦惱需要尋求共鳴會去找誰？你在社群媒體上可能有許多朋友，然而面對困難情緒，你可以信任誰？

本週目標：盤點你的人際關係。你是否有核心的人能夠敞開心房、交付深度情緒？若答案是沒有，認知這種親密關係無法立即促成，你可以做什麼開始培養它？

Day 247

餐間冥想

神聖的傳統

願我透過食物尊重生命禮讚與里程碑的神聖連結。
願我欣賞飲食傳統與文化和祖先傳承的菜餚。
願我尊重食物帶來的連結。
願我享受味蕾的歡愉。

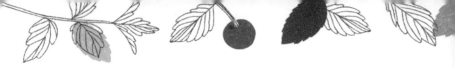

Day 248 欣賞身體
微笑的嘴巴

謝謝我的嘴巴——讓我微笑,並連結我愛的人、朋友和陌生人。我的微笑讓我用適時的笑話和機智評論分享喜悅。我的微笑提供無言語的保證:一切都會沒事。我的微笑傳達順利完工的強烈滿足感。我的微笑提供誠摯的歡迎——見到你真好;或是,過來坐我旁邊。

你的微笑有哪些地方讓你欣賞?

Day 249 週間報到
值得信任的知己

你找到值得信任的知己嗎?你的生命中是否有一些安全的人,但是你對敞開心胸感到不自在?若是這樣,你可能需要什麼才能與他人放心地交心?

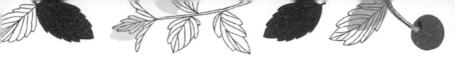

内感知覺

Day 250 理解與感覺

我們很容易受困於活在大腦裡——像是根據飲食計畫的硬性規則進食，而不是配合個人的食慾和滿足感。這也可能發生在情緒上。不願感受生理和心理的情緒，而是傾向理解。理解會阻礙情緒感覺的經驗，只專注在邏輯和情境的事實。這是常見的防禦機制，通常從這些階段開始：

- 利用「我認為……」而非「我覺得……」等思想描述。

- 利用敘述表示你認為自己應該感受的感覺，忽略真實的情緒，例如感到失望時說著「我應該感激……」

- 使用隱喻描述情境，例如「我分身乏術」，而不說出感覺，像是受不了了。

解決方法是保持好奇並留意。我的身體有什麼感覺？我感受到什麼情緒？

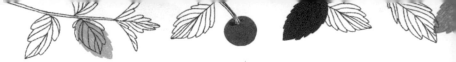

Day
251

直覺飲食小語

當我的飽足感提示因為壓力、
疾病或其他因素斷線，
以營養當作自我照顧
可以支持直覺飲食。

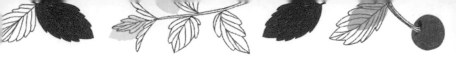

Day
252
培養信任感
自在地面對不確定性

矛盾的是，不確定性是生命中最確定的面向之一，因為沒有人知道未來究竟會發生什麼事。人類無法妥善掌握這種觀念，儘管多數人理解不確定性的真理。因此當節食文化許下減重諾言，便是搖晃著篤定的誘人（但不真實）胡蘿蔔。

真正瞭解無論發生什麼事情，有我在，才能擁抱不確定性，幫助培養信任感。倘若對自己說「沒有任何我無法處理的事情，無論如何，有我在。」會有什麼感覺？

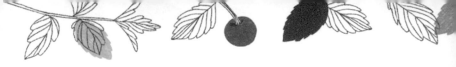

Day 253 本週意念
受困的情緒

體驗不愉快的情緒時,難免會有扭曲的時間感,一種凍結和永恆的感覺。儘管我們理解沒有永久的情緒,當下肯定會有這種感覺!

根據哈佛神經解剖學家吉兒・泰勒博士(Dr. Jill Bolte Taylor)表示:生理情緒最長的持續時間是九十秒[28]。聽起來是不是很荒謬?請記得,你告訴自己的情緒故事讓這種感覺持續活在體內。

本週目標:當你感受到不舒服的情緒,請練習辨識你的情緒。只要觀察,偵測身體何處感受到它、持續多久。棘手的部分在於要留意情緒,不要陷入故事或敘述裡,想著如何或為什麼感受到這種情緒。當你察覺到自己迷失於故事或雜念裡,將意識帶回身體感受情緒的地方。請留意體驗到的感覺強度變化。

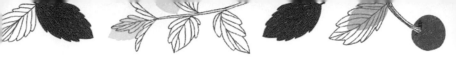

Day 254 實踐肯定語
身體是神聖的禮物

我們活在批評、羞辱、貶低身體的文化——對於生命本身這個奇蹟,沒有任何正面回應。這個肯定語會提醒你擁有身體的神聖性。

練習

回想你敬畏身體的時刻。也許是從疾病或傷勢復原、一年長高三公分,或是生小孩。連結敬畏或神聖的感受。現在,放大這份感受。

手撫心口或自我擁抱,緩慢地重複三次:**身體是神聖的禮物。**

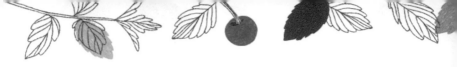

 Day 255　自我照顧
設定數位宵禁

我們多數人使用電子裝置直到睡覺時間。問題是這些裝置會刺激和干擾自然分泌的睡眠賀爾蒙──褪黑激素。讓人難以入睡或維持睡眠。

美國國家睡眠基金會（The National Sleep Foundation）建議設定數位宵禁──理想上，大約在睡前兩小時[29]。越早越好，不過開始務實的數位宵禁才是重點，就算只有睡前三十分鐘將所有裝置關閉也好。

為了養成習慣，嘗試設定鬧鐘提醒自己關閉電子設備。留意這麼做感覺如何。嘗試閱讀實體書或寫紙本日記讓自己放鬆。

 Day 256　週間報到
情緒的暫時性

透過連結身體幫助你辨識情緒是一種有價值的練習。你可以隨時練習，因為無論在哪裡都可以掌握意識。你體驗過的情緒最長維持多久？友善地提醒自己情緒與其強度都會過去，這樣很有幫助。

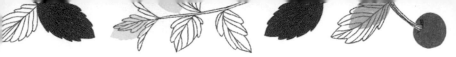

情緒與渴望

Day 257

愉悅的行動——調整心情

有時候，我們需要快速振作，讓心情更容易轉換。同時我想澄清——這不是要迴避感覺。體驗情緒對我們的心理健康很重要。然而有時候我們需要稍微調整，這也沒關係。嘗試下列任何愉悅的行動，觀察精神是否輕快一些：

- 隨意的善舉，例如替陌生人開門、幫別人買咖啡。

- 傳送感恩訊息給朋友或家人。

- 放鬆地深呼吸三次。

- 和小貓或小狗玩耍。

- 觀看線上喜劇。

- 觀看振奮或激勵人心的電影

- 到戶外呼吸新鮮空氣。

- 其他＿＿＿＿＿＿＿＿＿＿＿＿＿＿＿＿＿＿＿＿＿＿。

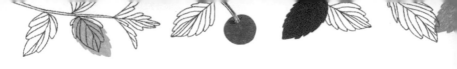

Day 258 放下節食文化
健康陷阱

想要透過飲食選擇支持健康沒有錯。然而,健康產業與其社群媒體影響者將「健康」當作節食文化的另一種形式來販售,透過營養補充品和嚴格的飲食方式,從不安全感和永久健康的承諾中獲利。問題是追求所謂的「健康飲食」經常會犧牲心理與社交健康。

當一個人過度執著於健康飲食,這個現象稱作「健康食品癡迷症」(orthorexia)。這種規則眾多的嚴格飲食方式很不健康,自相矛盾。儘管健康食品癡迷症尚未被認可為官方醫學診斷,許多健康專家將其分類為飲食失調的一種。遺憾的是,研究指出 Instagram 的健康飲食族群有顯著比例患有健康食品癡迷症的症狀 [30]。

除非你有致命性的食物過敏,例如花生,或是罹患麩質不耐症(celiac disease)等疾病,飲食規則通常弊多於利。健康陷阱也是相同道理。追求所謂的嚴格健康行為會佔據過多時間、能量、金錢、腦容量,最終讓你與廚房外的人生脫節。

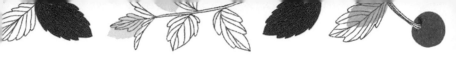

Day
259

直覺飲食小語

我以不帶批判的意識，
努力觀察自己的思想、
感受和身體感覺。

尊重自己的身體

Day **260**

本週意念

你不需要愛自己的身體

你不需要為了尊重而愛身體。身體尊重由內而生、無關外貌。這是無條件正向看待人性的態度。身為有感覺的人類，尊嚴和尊重是與生俱來的權利。

你可能仍然會掙扎愛自己的身體，沒關係。許多人用畢生時間將社會和家庭信念內化，認為身體「應該」看起來如何。重要的是對自己施予恩典，耐心面對療癒身體關係的過程。同時，你還是可以練習尊重身體。

本週目標：每日從下列清單挑選一項活動練習。

我會藉由＿＿＿＿＿＿＿＿＿＿＿＿＿＿＿尊重我的身體。

- 溫柔地對自己說話。

- 允許自己小睡或休息。

- 讓自己離開關於節食和身體外貌的毒性對話。

- 獲得適當睡眠（每晚 7-9 小時）

- 穿著舒適的鞋子。

- 泡澡放鬆。

- 不用等到身體外型改變再展開生活

- 和朋友出門。

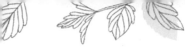

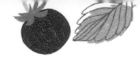

自我同情

墜入誘人的節食陷阱

儘管你試圖培養與食物、身體和心靈的健康關係，經常會掉入節食陷阱。別氣自己不是「完美的」直覺飲食者（掃興警告——這不存在！），這是練習自我同情的良好機會。試想：

- 不只有你經歷過這些經驗——節食文化很兇猛陰險。

- 完美的直覺飲食者不存在。

- 也許這個小失誤帶給你真正需要知道的人生經驗，一次認清節食無效——無論節食文化多麼閃亮、影響者如何包裝。

- 你從這個經驗學到什麼寶貴知識？

透過自我同情和學習來汲取經驗，能夠幫助你放下。這個觀點可以將你的錯誤淬煉成智慧。

Day 262 內感知覺
接地：有如根深蒂固的巨型紅杉

讓自己接地有助於在當下維持自我連結，這是內感知覺與直覺飲食的重要部分。當狂風吹過巨型紅杉的森林，枝葉可能會搖晃——然而樹根依舊會牢固地深植土壤。因此，無論你的暴風情況是由難以承受的情緒、無預期的事件，或是失望的消息所組成，請瞭解它是暫時的。有了深植土壤的根，你將會克服難以承受的情緒。請記得，情緒不分好壞，它們是讓你傾聽身體、滿足自我需求的珍貴機會。

Day 263 週間報到
尊重身體的行為

你的尊重身體行為進行得如何？你負責了自我對話與自我照顧的方式。你有發現更多自我尊重的方式嗎？

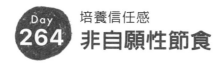

培養信任感
非自願性節食

「非自願性節食」是一個絕妙的詞彙,由臨床社工索納利‧拉沙特瓦(Sonalee Rashatwar)所創造。實質地描述父母以減重為目的,替孩子制定限制飲食計畫。小孩沒有能力與理解力去同意飲食限制和規則。(請注意,這不是要羞辱善意的家長,而是伴隨的影響和問題。)

童年時期的非自願性節食會產生長期影響,因為它嚴重破壞了身體自主權。它將不能信任食物的有害訊息傳遞給孩子,讓他們誤以為身體天生就有問題。

當小孩無法獲得適當食物,自然的飢餓感會變得可怕和令人困惑。有食物的時候,他們可能會有不舒服的飽足感,或是無法區分在體內共存的飢餓感和飽足感。孩子在這種狀況下經常會藏匿食物,特別是家長或監護人不准吃的食物。

如果這是你的童年經歷,請瞭解自己可以被療癒,只是可能需要更多時間,因為自我懷疑的種子在早期就埋下了。

欣賞身體

與身體和平共處：
療癒不會發生在鏡子裡

倘若你受到以外貌和身材來衡量自我價值的制約，你將會持續不快樂，因為外貌和身材會改變。你原生的價值來自內在——這就是療癒不會發生在鏡子裡的原因。你要轉換觀點，拒絕沈迷於圖像的文化制約。療癒發生在心裡。

Day 266 實踐肯定語

我有能力同情自己

自我同情的練習對於療癒你與身體、心靈和食物的關係至關重要，它可以根除節食文化造成的內化無情和批判心態。倘若你能夠將同情擴展至他人，便能夠延伸給自己，只要將方向往內轉即可。

> **練習**
>
> 回想你對他人同情的時刻。也許是面對你的孩子、朋友、親戚或同事。若可以，請記住你說過的話。當腦中重拾這個情境時，連結到富有同情心、知道該怎麼做的感受。放大這份感受。
>
> 手撫心口或自我擁抱，緩慢地重複三次：**我有能力同情自己**。

 Day 267 本週意念
取消追蹤嫌棄身體的媒體

該放下不尊重身體的媒體了,包含任何體型。身體有多元的形態、尺寸和重量。然而,這一點在雜誌封面或電視電影主角的外型上,可能沒那麼明顯。

本週目標:首先,留意任何引發身體嫌棄、身體比較、或是普遍身體不安全感的媒體。包括電視、報紙、雜誌、網路廣播和書籍。(希望你已經在第15日策劃了內容來源。)取消追蹤批評或談論身材、比對前後照片、展現身材的用戶、組織或帳號。

其他身體不是你的外型反射——你獨特的身體值得慶祝!

 Day 268

直覺飲食小語

我正在重拾飲食樂趣。

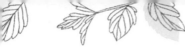
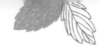
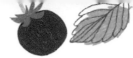

 Day 269

愛的界線
設定自我界線

設定自我界線是照顧和尊重自己的模式之一。下列哪個界線讓你產生共鳴？多數情況下,我......

- 重視飢餓感,即便身邊的人不想吃東西。

- 花時間感覺和處理自己的情緒,不是將它們縮小或忽略。

- 重視自我需求,不需要解釋或道歉。

- 花時間在自己身上,無論是透過休息、小睡、停止社交一天。

- 將靈性練習當作優先事項。

- 限制時間在耗損能量的人身上。

- 不要參與毒性對話,包含節食文化或八卦。

- 可能和想要的時候,花時間專心進食。

- 重視財務承諾,包含開始/持續儲存應急資金、婉拒朋友的外食邀約。

Day 270 放下節食文化
哀悼你的損失

為了有空間活出最充實的人生、脫離節食文化的毒害，哀悼未曾擁有的東西是健康和療癒的方式。因為徒勞無功地追求縮小身材，所錯失的機會和時間經常讓人懊悔不已。

哀悼分成五個經典階段，由精神科醫師伊莉莎白・庫伯勒—羅絲（Elisabeth Kübler-Ross）擔任先驅進行分辨和描述[31]。儘管這五個階段來自於其著作《論死亡與臨終》，它們可以被應用在任何哀悼。以下是哀悼的五個階段，以及如何應用於節食文化：

- **否認**：不相信節食無效。或是認為：「不是我，我會是例外。」

- **憤怒**：對節食無效、延續肥胖恐懼症的文化感到生氣。

- **談判**：如果這樣、或許那樣、可能這樣、應該那樣，各種後悔。倘若我再節食一次會是如何？如果我先減重，再成為直覺飲食者會是如何？

- **沮喪**：因為時間和金錢損失、模糊人生焦點、節食消耗的情緒能量而難過。後悔讓節食行為影響了關係品質。對於節食不再是可行的應對機制或是幻想感到失望。

- **接納**：瞭解節食/生活風格/健康計畫長期下來不會讓身體縮小，以及身體有多樣性。同時接納追求節食會造成傷害。擁抱你的人類價值和身材無關。

哀悼的過程沒有規定或順序的時間表──這只是提供一個架構，描述哀悼的普遍階段。你甚至可能會發現自己同時身處數個階段。你今天落在哪個階段？

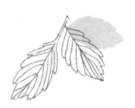

Day 271

週間報到

留意從嫌棄身體中解脫

練習放下嫌棄身體的媒體，這個部分進行得如何？它的普遍性是否讓你感到驚訝？有沒有任何帳號讓你難以取消追蹤？這並不罕見，因為你可能已經和這個帳號或影響者產生連結。這個帳號／節目／人可能有你非常喜歡的特質。假使他們是徹底的混蛋，要放下就容易多了。當你離開這些帳號，是否注意到自己內化的嫌棄身體對話有任何緩解或轉變？

Day 272

餐間冥想

避免表演性飲食

願我保持關注並忠於身體獨特的營養需求。

我不應該進行表演性飲食，只為了滿足他人期待和肯定而進食。

我應該記得只有自己知道：

真實的飢餓感以及如何真正滿足口味和食慾。

願我在飲食過程不批判他人或自己。

Day 273

自我照顧
安排心理健康日

待辦事項永無止境，讓大腦暫時脫離所有「應該做的事情」很重要。也許你有幾天「什麼都不做」，然而從清單上劃掉某件事情的壓力仍然盤旋在腦中。就行為來看你沒有做事，但是心理層面沒有休息或放鬆。這就是你什麼都沒做卻精疲力竭的原因——你正面臨與「應該」的心理能量來回抗戰，內在拔河很耗能量。

內心的平靜和力量來自真實的自我許可，告訴自己「我允許自己完全休息」，沒有任何期待或隱藏排程。

如果有一天，什麼排程都沒有會是如何？也許你會補眠、早起把握放鬆日、小睡、主動打電話給朋友，相聚喝咖啡聊天、悠閒地散步。這一天可以全憑自己決定！（如果你是有幼童的父母、有全職工作和學業、為了生活身兼數職——可能沒有給自己整天時間的特權。什麼是可行的替代方案？）

本週意念

留意你的身體對話

身體是你餘生的家。它是自我價值、性格優勢和意識等特性的守護者。活在充滿敵意和厭惡的家中，可能很難傾聽和連結自我。

尊重身體包含注意對待自己的思維和說話方式，這一點對於培養自尊很重要。

本週目標：留意你針對身體的自我對話。這種內在對話的頻率如何？批評或詆毀的頻率有多高？儘管某個想法是對的，全神貫注於其中是否能幫助打造更好的身體關係？

嘗試以善意的自我對話取代負面的言語，例如：

- **我不只是一副身體。**
- **所有身體都值得擁有尊重與尊嚴，包含我自己在內。**
- **我的身體無法定義我的身份或價值。**

内感知覺

接地：留意和敘述

接地活動可以幫助你連結當下。它們通常包含接收感受，因為只有此時此刻可以做到。同樣地，只有在當下能夠獲得內感知覺。察覺感受是很好的練習，可以幫助你準備好辨識內感知覺。

> 練習
> 這個練習可以隨時隨地進行。默述你在此刻環境中聽到、看到或聞到什麼。不用嘗試伶俐或原創的詞彙。這個過程可以像是：我聽到遠方的警報聲、我看到一棵大樹、我聞到烹煮義大利麵。

Day 276 培養信任感

最神聖的關係是你與自己

最神聖的關係是你與自己,而自我信任是不可或缺的組成要素。相信自己是與他人建立真實連結的門戶。為了與他人連結,你需要能夠連結自己,其中包含傾聽和相信自己。然而節食文化緩慢地侵蝕和削弱這份信任感。

請瞭解無論你參與節食文化的時間多長,它都有可能療癒。療癒需要時間,沒關係。你的情況可以好轉。你可以回到自己、身體、慾望和需求的家中。除了你,沒有人知道這些是什麼。該照顧和善待身體了,永遠不會太遲。

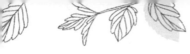

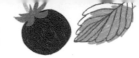

Day 277

週間報到

身體的想法

意識到負面的身體談話可能會令人畏懼。它可能比你瞭解的更普遍。假使你清醒的一半時間都在嫌棄身體,將會產生很多抨擊與負面想法。這就是一開始重新定義負面身體思想看似沒有效果的原因。首先培養意識,接著以友善的自我對話實踐重新定義。

Day 278

直覺飲食小語

按照自我節奏前進沒關係——
直覺飲食不是比賽。

自我同情
察覺想法

你是否經常在木已成舟前完全未察覺到自己的想法或行為？你並不孤單。多數人清醒的時候，有將近47%的時間都在神遊、脫離當下[32]。

唯有透過察覺，才能帶來有意義的改變。在學習的過程中，這經常意味著需要注意自己不喜歡或不願意經歷的想法或行動。意識到當下出現有破壞性或不愉快的想法和行為是一種進步，即便當時感覺並非如此。自我同情有助於更早察覺，因為透過善意的瞭解將更容易看待你的想法和行為。

Day 280 實踐肯定語
我對自己有無條件的正面關注

無條件地正面看待自己意味著接受你的本性[33]。培養這種內在接納讓你能夠與內在資源和智慧連結。值得注意的是，這與節食文化正好相反——後者使你更在意外在規則和標準。

> **練習**
> 回想你對人類本質感到敬佩或熱愛的時刻。也許是靈性練習的過程、也許是你小時候看到生命中的重要人物慈愛地看著你，透過他們的眼睛得到反射——你感覺到對自己的愛。當腦中清楚浮現這個情境，將瞭解的意識連結。
>
> 為了放大這份感受，手撫心口或自我擁抱，緩慢地重複三次：**我對自己有無條件的正面關注。**

Day 281 本週意念
盤點衣物

穿著不舒服、當下不合身的衣服會引發很多情緒和慍怒。這裡的關鍵字是「舒服」。當然，你可以塞入牛仔褲裡，然而每當坐著或走路時感到彆扭，這條牛仔褲真的無法舒服地合身。因為沒有合身衣物，打開衣櫥真心不知道要穿什麼，這樣很難開始新的一天。

本週目標：盤點你的衣物，包含內衣。評估衣櫥和抽屜裡的衣物，穿在身上是否舒服。同時包含你不再喜歡或想穿的款式。將不適合身體的衣物收起來，不需要馬上送人，除非已經準備好這麼做。將這些衣服放在旁邊——床底下、車庫或其他偏僻處。

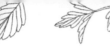
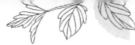

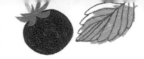

情緒與慾望

皮膚的飢餓感——渴望觸摸

新型冠狀病毒（COVID-19）大流行期間，世界各地的獨居人士因為無法接觸而渴望觸摸。我們迷戀觸摸，沒有它就會枯萎。

觸摸的力量讓我們更加冷靜、開心、安全。迷人的研究顯示觸摸的健康益處包含[34]：

- 刺激迷走神經，使神經系統平靜、幫助我們感覺安全；

- 降低血壓和心跳；

- 降低皮質醇，一種壓力賀爾蒙；

- 釋放催產素，幫助我們感到連結的賀爾蒙。

所幸，我們有可能透過撫摸自己獲得這些益處，像是擦乳液、洗頭髮和自我按摩。甚至連伸展都可以觸發皮膚受體，帶來這些健康益處。

倘若你發現口腹之慾無法從食物獲得滿足，可能是因為你渴望觸摸。請記得，透過食物安慰自己不可恥。

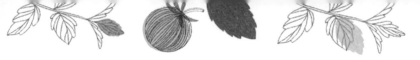

Day
283

欣賞身體
感覺觸摸

思考涉及觸摸的日常活動，像是淋浴時享受水流經過頭皮、洗碗時感覺肥皂泡沫在掌心、撫摸毛髮蓬鬆的小狗、梳頭髮。倘若你沒有身體，將無法察覺這些感覺。你欣賞觸覺的哪些方面？

Day
284

週間報到
盤點舒服的衣物

盤點衣物的進展如何？也許你發現自己在拖延，沒關係。衣物連結了許多人生大小事件。因此，它可能會擾動許多情緒和回憶。不過請記得，你有權利穿著讓當下身體感到舒服的衣物。所以當你準備好的時候，請平靜地回到盤點衣物的重要性。

倘若你設法盤點完多數衣物，留下的部分真的感覺舒服嗎？它們足夠穿一週嗎？

如果你目前的衣物讓身體感覺很舒服，這是很棒的發現。你有將任何不會再穿的衣物打包嗎？

Day
285

直覺飲食小語

放下完美主義幫助我
與直覺飲食的過程連結。

內感知覺

Day 286
接地：寫下你的姓名、年齡和能力

有時候我們很容易受到刺激，回到更年輕、容易受傷、感到無助的時空背景。你需要有安全感才能活在當下、獲得內感知覺。這項接地活動將幫助提醒你回到當下。為了踏實地活在當下，嘗試對自己說出以下話語，亦可寫在紙上、打在手機或（平板）電腦上。

我的名字是＿＿＿＿＿＿＿＿＿＿＿＿＿＿＿＿＿＿＿＿＿＿＿＿＿＿＿。

我是一位成人，＿＿＿＿＿＿＿歲。

我可以照顧自我需求和自己。如果讓我選擇，我可以

＿＿＿＿＿＿＿＿＿＿＿＿＿＿＿＿＿＿＿（選擇任何下列適合你的活動）：

- 開車離開這裡。

- 使用共乘的應用程式離開這裡。

- 遠離某個情況。

- 購買自己的食物。

- 離開城市。

- 選擇我的朋友和人際關係。

- 尋找和運用資源來解決我的問題。

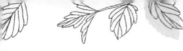

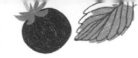

 培養信任感

自我信任的交叉效應

學習信任身體會啟動迷人的賦權流程：你在生活的其他部分會開始信任自己。起初帶有微光，最終你完整的自我信任會被啟動，而不是破碎和遺棄。

怎麼會這樣？請記得，身體是內在導航系統的一部分。無條件地擁抱身體能夠透過內感知覺，讓你和內在認知達到共識。科學家艾·迪·克雷格（A. D. Craig）將其描述為全球性的情緒時刻——最高程度的內感整合代表了知覺本身[35]。

Day 288 本週意念
為當下的身體挑選舒適衣物

當你將衣櫥和抽屜裡不舒服或過時的衣物清空,你可能會發現衣物需求的缺口。添購幾件重要衣物填滿衣櫥會很有幫助。此時的關鍵在於尊重財務限制。這可能意味著存錢、在平價商店購物、策劃與朋友交換衣物、請求你最喜歡的服飾店禮物卡(包含線上商店),當作明年的生日禮物。

本週目標:記住你的財務狀況,計畫性購買幾件符合當下身材的基本款衣物——不是過去或未來憧憬的身體。考慮從內衣開始逐項添購。

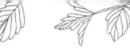
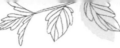
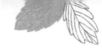
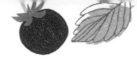

Day 289　放下節食文化

離開節食文化
如同離開一段虐待關係

兩者的相似點令人震驚。一段不健康的關係開始時，受虐待的伴侶可能會

- **合理化。**他們認為只要改變自己的行為，這段關係就能夠維持，並且赦免施虐者的任何不法行為。同樣地，節食者作出結論，只要再接再厲、更努力嘗試就會有效。這次真的會不一樣！

- **將施虐者造成的關係問題歸咎於自己。**同樣地，節食者覺得自己有錯，像是失敗者。數十億元的節食產業責怪消費者造成節食「失敗」，而不願承認其產品讓消費者失望的事實。

逐漸地，受虐者失去自主性，侵蝕了自我信任和信心。當你終於準備好離開虐待關係，誘人的空口承諾卻讓你回心轉意。聽起來是不是很熟悉？

真正的罪魁禍首是我們陰險的節食文化，它將身材嫌棄正常化、飲食妖魔化。節食文化讓你與身體、需求、人生失去連結。它告訴你可以／不可以做什麼、要求你服從指示。問題不在於你和身體，節食文化才是問題和施虐者。

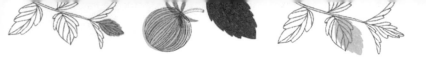

 Day 290 自我照顧
今天來滿足你的基本需求

你今天會如何滿足自己的需求？建議如下：

- 生病時待在家。

- 肚子餓就進食，不要跳過正餐或點心。

- 感到孤單或需要幫助時向外聯繫。

- 今晚獲得充足睡眠，有機會就準時睡覺。

- 婉拒可能會消耗能量而非重生的活動。

- 安排假期（並且使用它！）

- 根據醫囑用藥。

 Day 291 週間報到
你的舒適衣著計畫是什麼？

你可以慢慢地計畫，添購舒適與符合當下身材的衣物。一旦完成後，請思考：你需要什麼貫徹這項計畫？也許你需要有對的情緒、需要意願和接納、需要考慮財務處境。決定下一步前，請思考這些所有因素。

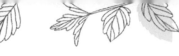
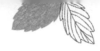
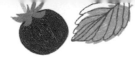

 自我同情

以自我同情取代羞恥漩渦

羞恥心是一種自我貶低的情緒，它是讓人相信自己根本沒有價值和充滿缺陷的根源。這種情緒會與你就是缺陷或錯誤的想法融合，而不是你希望改變的行為。如同無情的漩渦，自我羞恥的馬桶漩渦會快速地將你吸入負面情緒。可能會從下列想法開始：

• 我是瑕疵品。

• 我完蛋了。

• 我是最差的。

自我同情是羞恥心的解藥。這意味著接受人都會犯錯的事實，然而你不是錯誤。仁慈地接受事實會減輕你的痛苦。你可能會對自己的行為或思緒過程感到失望，但是不會泯滅內在人性。你可以忍受痛苦的體驗，不必對號入座。

培養無批判意識的開放態度會幫助你瞭解想法和感受，不用過度認同或否認它們。這個過程可能聽起來像是：

• 我正在從錯誤中成長和學習。沒有人是完美的。

• 我不是我的思想或感受。

• 許多人為了身體關係而掙扎。我在努力尋找療癒方式，學習以更友善的方式對自己和身體說話需要時間。

Day
293

直覺飲食小語

讓食物與身體和平共處是可能的。

餐間冥想
感激獲取食物的特權與相互聯繫

願我認知自己有購買食物藉以滋養身體的特權。

願我尊敬食物栽培、儲存與分配的互聯網絡。

願我感激農夫、農場工人、卡車司機、超市收銀員，

以及所有相關從業人員。

願我感激獲取盤中食物的相互依存。

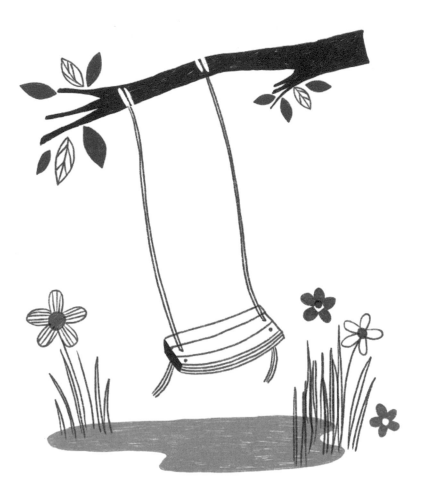

原則九 | DAY 295-329

動態——感受差異

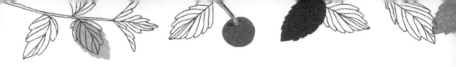

你上次玩耍是什麼時候？

如同直覺飲食幫你找回飲食滿足感，它也可以重拾動態樂趣。想像沒有排程和義務地擺動身體——不用擔心持續時間、強度或燃燒的卡路里。尋求享受的活動可以改變你和運動的關係，特別是與痛苦或相關回憶有所連結，例如取笑或懲罰。

你上次玩耍或藉由運動身體獲得樂趣是什麼時候？如果很難想像——回想你的童年：小時候是否有喜歡的遊戲或活動（也許是游泳、跳舞、跳繩？）身為成年人，這些活動還吸引你嗎？

本週目標：依喜好探索嘗試新活動的可能性，毫無極限！你可以考慮乒乓球、呼拉圈、飛盤、手球、躲避球、匹克球（pickleball）或籃球；或是闔家歡樂的活動，例如直排輪、接球、騎單車、散步聊天。需要更多靈感嗎？查看 Meetup. com，裡頭有許多活動不需要設備、費用或約定。

若你感到身體疼痛，或是疾病造成移動困難，考慮適合所有體型、能力和興趣的活動更為重要。這可以包含使用椅子的活動，例如椅式瑜伽、椅式太極、椅式尊巴舞（Zumba）。

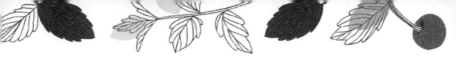

Day 296 實踐肯定語
我不為他人感受負責

儘管與他人互動時,你當然要為自己的言行負責,但是不用替他人的感受負責。你無法控制他人面對你的決定會有什麼反應,他們是否能理性地看待和體諒,全由他們決定。若你依照他人的預期反應做決定,便無法真實地活著,可能會導致生活失衡。

舉例來說,若某人做了特殊料理引以為傲,你沒有義務為了讓他們高興而食用。你當然可以表達感激,或是要求打包一些回家。

> **練習**
> 回想當某個人將食物塞給你,因為你沒吃而表現出失望的時刻。也許你吃飽了,或是對那道菜沒興趣。請留意當你決定尊重自我界線、身體放鬆的感受。放大這份感受。
>
> 手撫心口或自我擁抱,緩慢地重複三次:**我不為他人感受負責**。

愛的界線
身體不是笑梗

肥胖恐懼症不好笑——它是傷人的偏見,使身材恥辱和體重污名永存。同時讓人更難從飲食失調和節食文化中復原。然而,人們經常對肥胖玩笑表示沈默,因為他們不知道該說/做什麼。問題在於沈默是一種共謀形式。

你可以在影響範圍內設立界線,包含家人、朋友、同事和其他常見的人。你可以表態,告知你對這種笑話的感受。你可以採取下列說詞和行動:

- 我不覺得肥胖玩笑有趣。

- 污辱他人的身體不好笑。

- 這些笑話讓我感到不舒服。

- 取笑他人的身材很不友善。

- 人們的身材不是笑梗。

- 物化身體或開它玩笑是身體形象問題和飲食失調的溫床。

- 使用肢體語言。將手舉到空中,做出手勢,停!接著說:「我希望你不是要說身體恥辱的玩笑,它們不好笑還很傷人。」

- 離開對話。儘管未設下界線,它讓你免於參與毒性對話和笑話。

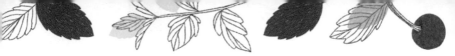

Day
298

週間報到

騰出時間給你享受的活動

比起害怕的活動，騰出時間給享受的活動比較容易。這可能包含嘗試許多不同類型的活動，查看什麼適合你——例如試駕新車。重點是要有耐心，花時間瞭解什麼能夠帶給你歡樂。

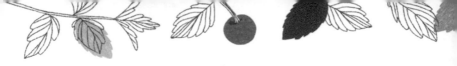

Day 299 培養信任感
你如何知道太陽會升起？

無論是被雲遮蔽、下雨或下雪，太陽依舊每天升起。我還沒有遇到不相信這個真理的人。為什麼我們都知道這種每天升起的輝煌模式呢？我們在這種循環知識中甦醒與綻放，經常視為理所當然。當我們重複見證這種物理性真相，我們被「就是知道」給制約。同樣地，若你在重複經驗和訊息中成長，相信身體值得信任，你就是知道它是真的。

一旦節食文化加入，自我懷疑便開始出現。透過父母、老師、教練、家人、朋友、醫療照顧專業人員、健康影響者、無限媒體廣告，節食文化可以用無盡的身體和飲食評論來表現。加上這些年來為了縮小體型，在節食和飲食計畫的花費，讓你對身體更加質疑。可以理解如果你現在不信任自己的身體。這需要持續地重複善待身體與適時滋養。伴隨耐心和練習，你將會再次瞭解和信任身體。

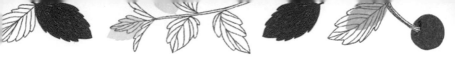

内感知覺

接地：感覺手中的冰塊

拿一顆冰塊握在手中[36]。（若握著冰塊的感覺太強烈，可以用紙巾包起來。）你的手接觸冰塊溫度有什麼反應？你有什麼感覺？這種感覺只出現在手上，還是會移動？留意握著冰塊的手掌顏色——你看到什麼？

直覺飲食小語

刻意追求減重會干擾
直覺飲食的進展。

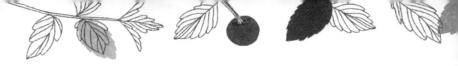

 Day 302

本週意念
連結身體

歡樂地運動身體可以強化內感知覺，它是連結身體的獨特機會。每當你查看身體的體驗，便是在加深連結。這個過程需要時間、練習和耐心。

本週目標：留意你在動的時候感覺如何——無論是伸展、平衡、散步或跳舞。這些活動帶給身體什麼感覺：愉快、不愉快、普通？倘若感到愉快或普通，很棒，更進一步保持好奇並留意什麼導致這種狀態。也許因為你穿著舒適衣物。可能這是適當強度或時機。

假使你注意到自己不愉快，保持好奇思考為什麼——強度太高、太超過、太急？或許你覺得快要受傷了、太熱了、覺得不安全？答案沒有對錯，只要留意自己。下次想嘗試什麼活動，讓你更樂在其中？

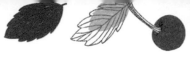

放下節食文化
感覺「需要」新的面貌？

倘若你發現自己嚮往新的面貌，思考下敘述是否符合你真實的
心境。在嚮往之下，或許你渴望的是＿＿＿＿＿＿＿＿＿＿＿？

* 連結

* 社群

* 接納

* 耐力

* 力量

* 歸屬感

* 自主性

* 自由

你可以如何朝這些特質努力，不要專注於改變身體？

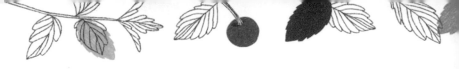

Day 304 欣賞身體
視覺奇蹟

思考你今天要做的事,有多少件需要視力?從平凡到超現實,無論是替旅途導航或與愛人對視——我們的視覺是強大的門戶。它是神經系統唯一暴露在外的部分。

感謝眼睛與他人建立強大聯繫。我的眼睛能夠表達問候,關懷他人的生活。它能夠表達許多感受,從悲傷的淚水到喜極而泣。我的眼睛在看到驚人的自然景觀、欣賞藝術家的畫作或閱讀詩集時點亮了我的靈魂。在日常生活中,我的眼睛協助我看電影或影片、閱讀新聞、尋找遺失的鑰匙。它見證我的生活展開,引導我前進。

你感激眼睛的哪一點?

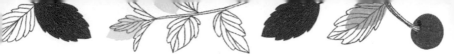

週間報到

Day 305 動的時候感覺你與身體的連結

你觀察到哪些動的身體感覺？運動時專注於卡路里燃燒，會讓你保持外部聚焦、失去身體連結。相反地，注意你的感受可以避免受傷或過勞，同時提升愉悅感和樂趣。這是直覺飲食的一種交叉訓練模式，因為這種身體意識會幫助你留意飢餓感和飽足感。一切都與內在察覺有關。透過練習，會變得更清楚容易。

自我照顧

Day 306 瞭解自己和極限

只有你才能成為自己的專家。只有你知道自己的想法、感覺、經驗、情緒和能量負載量。然而，我們太容易想要討好他人，變成完全以他人為重。當你知道自己的極限和實際可以處理的事情，設定界線保護基本的自我照顧就更顯得自然。設定與維持界線是確保自我照顧需求的重要技巧。

Day 307 自我同情

倘若我不喜歡現在的身體沒關係，這是過程的一部分

你相信為了成為直覺飲食者，必須要喜歡、接納或愛自己的身體嗎？若你真的這麼想就太棒了，然而誠實面對自己的感覺和情緒也很重要。

老實說，如果你的人生多數時間都在厭惡身體，要突然喜歡上它並不實際。任何在節食文化中長大的人，將這種理想和肥胖恐懼症內化完全可以理解。世界各地有許多人都這麼想。

兩種衝突心態共存完全是可能的——與身體作戰的同時真誠地希望和平共處。當你將注意力轉移到珍視人性，而非物化身處的皮囊，真實感受與自我仁慈便會浮現。

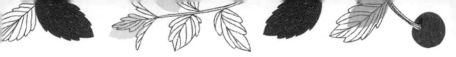

Day
308

直覺飲食小語

藉由練習直覺飲食，
我在修復身體與食物的
罪惡感關係。

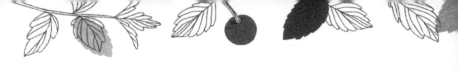

本週意念
重視休息

當你陷入節食文化的痛楚，可能會覺得身體活動像是懲罰性的義務和責任。這樣對身心健康不好。找時間休假和讓身體休息很重要，特別是快生病或受傷的時候。事實上，你的身材不會因為休息一天、兩天，甚至一週就走樣。找時間休息能夠幫助避免過勞。

本週目標：注意你身體的感覺。計畫至少多休息一天。留意這個想法帶給你什麼感覺。也許你會害怕失去體態，或是擔心日後再也不想運動（持續逼迫身體運動的常見恐懼）。留意放假後，下次運動身體有什麼感覺。

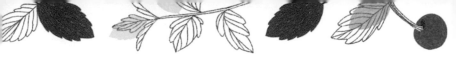

Day 310

實踐肯定語
我在此時的身體裡應該感到開心

你有多常延後活動和決定,直到你在「對的身體」裡?可能是約會、度假、申請新工作、學習新的運動、懷孕生產、採購舒適合身的個人風格衣物。這不是生活,而是文化制約和肥胖恐懼症。

這個肯定語將幫助提醒你,人生是進行式,你值得開心,無論節食文化的有害制約。

練習

回想你全心參與一項活動,無論身體感覺如何,它是一個正向經驗。也許這個經驗讓你感到意外!也許是參加同學會、去海邊、婚禮、約會或度假。當腦中清楚浮現這項活動,連結幸福感、滿足感或其他正向情緒。放大這份感受。

手撫心口或自我擁抱,緩慢地重複三次:**我在此時的身體裡應該感到開心。**

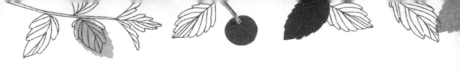

Day 311 培養信任感
内在平靜

隨著你修復著對身體的信任感和連結，有一種超越和展開會形成美好的禮物：深層的内在平靜與領悟。沒有人可以從你身上拿走。節食文化可以大叫，揮舞著最新最好的超級食物、超級計畫、免節食縮小體型等話術。你不會再淪陷，因為你知道真相。你的身體經驗只屬於你。你在自我瞭解中變得無法撼動。這無關身體或飲食的完美感覺。而是深植於真理，不再反應和内化節食文化的無盡誘惑。

Day 312 週間報到
放一天假

你是否有多休息一天、不安排活動？這也是認知彈性的良好練習，讓你可以重視身體需求。有時候，身體需要的是休息。休息對許多人而言很困難。我們的打拼文化會獎勵和制約我們不停忙錄，付出無法滿足需求的代價。你的價值不應該和生產力相繫，無論是運動或其他。

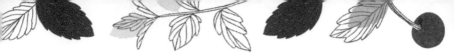

Day 313　内感知覺

接地：看著雙腳、感覺雙腳

現在，找個地方坐下來——例如椅子、沙發、凳子或長椅——讓雙腳落地。當你感到舒適安頓，放鬆的深呼吸數次。

現在，將意識放在雙腳。你可以感覺腳底接觸地板嗎？那是什麼感覺。是否有熱的、冷的或溫的感覺？腳背感覺如何？動動腳趾，有什麼感覺？腳掌和腳趾內的組織有什麼感覺？你有任何疼痛、壓迫、麻木、搔癢、刺痛、灼熱感嗎？

無論你坐著或站立，當你連結並感覺雙腳觸地，你就在當下。這也是強大的提醒——我在佇立、我在呼吸、我在活著。

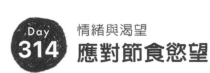

Day 314

情緒與渴望
應對節食慾望

倘若你發現自己很渴望再節食一次,請瞭解這很常見。這個慾望提供了實質機會,讓你看得更深。可能是當你渴望節食或改變生活風格的時候,意味著有未滿足的需求或是潛藏情緒。這種情況發生時,可以探索這些可能性:

- 我在渴望確定性嗎?節食文化和節食提供了錯誤的篤定感。

- 我想要遠離焦慮感嗎?節食文化讓人分心,例如從新工作、新學校或新生活的改變。

- 我在尋找刺激感嗎?節食文化提供刺激感和幻想。

- 我想要歸屬感嗎?節食文化透過達到理想身材、共享改變身體的目標而獲得歸屬感。

考慮以其他方式滿足這些渴望或需求,不要讓身體承受節食文化的傷害。

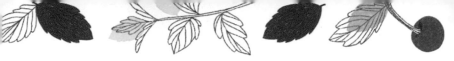

Day
315

直覺飲食小語

如同生命不能沒有空氣，
我的身體不能沒有營養。

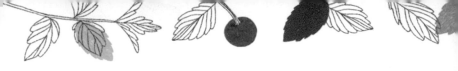

Day 316 本週意念
培養肢體平衡

平衡能力是本體感覺的功能,它是身體的能力,為了得知我們當下的位置。我們經常將平衡感視為理所當然。然而它在日常生活中是如此重要——例如走路、坐著、避免跌倒或踩空受傷。當你老化,平衡感會逐漸下降。所幸,平衡或本體感覺可以培養。

本週目標:下列活動有助於發展和維持平衡感,考慮嘗試任何吸引你的項目:瑜伽、太極、芭蕾提斯、皮拉提斯、武術或基本平衡動作,例如單腳站立。

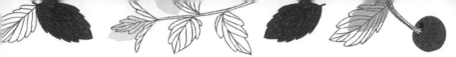

放下節食文化

歸屬感：以不同方式連結

真正的歸屬感是真實地活在真相裡，而不是努力配合他人期待。一旦你打開雙眼，看見節食文化的傷害和徒勞，就無法視而不見。你就是沒辦法繼續參與。當你脫離節食文化的觸手，起初感到不安和失落是預料之中的。你沒有問題，這是轉移的過渡期。

在這種情況下，開始探索連結新社群的方式或予以支持和重生的活動會有幫助。你可以嘗試非常簡單的事情，像是園藝、加入讀書會、參與義工組織、參加線上支持團體、策劃社群媒體的來源——遠離節食文化、正面激勵的帳號。

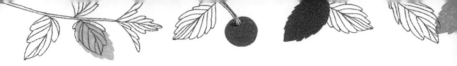

餐間冥想
自我連結

願我連結飲食的感覺。
願我享受餐點的視覺、味覺、香氣、聽覺和口感。
願我感激每一口都在療癒我和食物的關係。
願我重視每次尊重飢餓感，我在重建身體信任和連結。

週間報到
平衡行為

你是否有嘗試任何增進平衡感的活動？增進平衡感對生活品質
有什麼影響？若你想要簡單評估自己的平衡感，嘗試這個活
動。在牆壁或支撐物旁邊，你是否能單腳站立三十秒以上，不
要搖晃或失去平衡。記得，這與你的價值無關，請帶著溫柔的
好奇心探索這項練習。

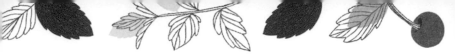

Day 320 自我同情
無論你昨天吃了什麼，今天身體依舊需要滋養

放下昨日很重要。節食文化制約你，補償任何察覺到的不當飲食。因此，當你覺得吃太多，可能會驚慌地限制飲食。然而這麼做會讓你失去身體連結，強化腦中按照規矩生活的錯誤觀念，而不是聽從身體當下的直接體驗。補償飲食錯誤會讓你失去觀看身體如何自然調節的體驗，若需要會進一步破壞身體信任。

習慣思考減少食量可以被理解。有什麼好方式能夠放下昨日（或甚至今早），在當下照顧身體？

Day 321 實踐肯定語
我只需要自我認同與肯定

文化使我們順應和服從。隨著時間過去，你開始失去自我、尋求他人認同。這個肯定語會提醒你自己的權威。

> **練習**
> 回想你為了自己採取行動，結果很好的時刻。也許是當你和家人踏上不同的心靈旅程、回到校園、轉換跑道、說出真相、做了不受歡迎的決定。這不需要是大型事件或決定——僅有微光就夠了。當腦中清楚浮現這個決定/事件，連結自我理解的感受。現在，放大這份感受。
>
> 手撫心口或自我擁抱，緩慢地重複三次：**我只需要自我認同與肯定。**

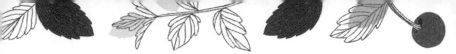

Day
322

培養信任感

完美主義的期待會侵蝕信任感

沒有人生來完美。世界上沒有完美的飲食、完美的思維、完美的身體或完美的人生。甚至我們的生命密碼DNA都會突變！當你追求完美，就是違反自然。有抱負或盡力而為沒有錯，然而期待完美會讓生活變成表演，它的代價高昂。你會失去真實性和自我連結。逐漸地變成自我懷疑，你甚至可能覺得不知道自己是誰。

當你根據最新最好的節食潮流，陷入追求「完美」飲食，你可能會發現自己走到臨界點，覺得「不再知道要怎麼吃」（儘管你有許多食物和營養知識）。當你開始轉移焦點，連結身體與其感覺，將會有所改變。

Day 323 本週意念
探索力量

力量是探索運動的組成元素，它會影響我們的生活品質。例如，只要一堂力量訓練就能幫助調節焦慮感[37]。它可以避免受傷、強壯骨骼和肌肉、改善血壓和心情、幫助調節血糖、減緩老化造成的肌肉自然流失。力量訓練亦稱作阻力訓練，意味著你可以使用自己的體重（像做瑜伽）或彈力帶增加力量。

本週目標：探索有趣的方式，將強化力量的活動融入生活。你可以觀看這些網路影片（Youtube，多數不到三十分鐘）獲得靈感：

- **Yoga for Beginners: Getting Back to Your Mat Part 1/ Dianne Bondy Yoga**（瑜伽入門：回到瑜珈墊上，第一集/黛安‧邦笛瑜伽）

- **Handless Vinyasa for Lower Body Strength and Balance/Dianne Bondy Yoga**（無手部動作的流動瑜伽，鍛鍊下半身力量與平衡/黛安‧邦笛瑜伽）

- **Gentle Yoga for Bigger Bodies/Yoga Room**（適合體型較大的溫和瑜伽/瑜伽館）

- **30-Minute Strength & Conditioning Workout with Warm Up & Cool Down/Self, no equqipment**（三十分鐘力量和條件鍛鍊，包含暖身和收操/自己做，無設備）

- **Total Body Resistance Bands Workout/JJ Dancer**（全身阻力帶鍛鍊/JJ舞者）

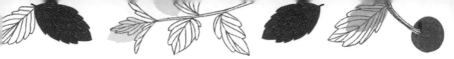

- **Senior Fitness—Resistance Band Exercises Full Body Workout/Senior Fitness with Meredith**（銀髮健身——阻力帶運動，全身鍛練 / 梅若笛斯的銀髮健身）

- **Seated Upper Body Exercise Video/Kaiser Permanente Thrive**（坐著的上半身運動影片 / 凱薩醫療機構，接近五十分鐘）

Day
324

直覺飲食小語

直覺飲食以健康方式抵抗節食文化和體重污名。

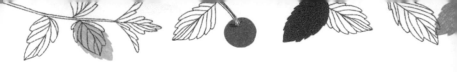

Day 325 愛的界線

關注魔人：我關心你的健康

節食文化的關注魔人是以「關心健康」做掩護，經過消毒的肥胖恐懼症。表面上，社會似乎能接受這種評論他人身材的方式：「我只是擔心你的健康」。

相反於普遍看法，你無法透過個人身材來判斷其健康性。相同理論適用於辨識飲食失調、運動能力、性格特色。主要的混雜因素扮演著健康的關鍵角色——然而經常存有偏見的「體重科學」未將它們列入考慮。這些因素包含但不限於不良童年經歷（ACEs）、社會孤立、孤獨、睡眠剝奪、創傷、健康的社會決定因素、貧窮、種族歧視、體重循環和體重污名。

無論關心是善意與否，評論身體就是不容接受。你可以說以下內容：

- 請不要評論我的身材或健康。

- 這是我的身體和我自己的事。

- 我的身體不適合討論。

- 問題在於肥胖恐懼，不是我的身體。

- 我的健康是我和醫療團隊之間的私人事務。

- 無論你的意圖為何，評論我的身體對我的健康不好。

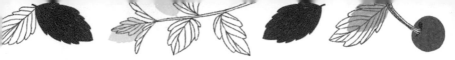

 Day 326

週間報到

強化力量的機會

你有沒有發現任何強化力量的運動，看起來很好玩或有趣？重要的是選擇適合身體現狀的活動，當你準備好再慢慢開始。不用急——讓身體來引導你！

 Day 327

內感知覺

留意放鬆的身體感覺

我們的描述語言提供了關於放鬆的感覺線索，例如「卸下肩上重擔」、「清空大腦」、「挪走大石頭」。無論是完成待辦事項、發現自己通過考試、錄取工作——當你感覺負擔減輕，身體會有感覺。

> 練習
> 下次當你體驗某種心靈鬆懈感，留意身體變化。整體感覺如何？也許有輕盈感？身體的哪個部位感受到它？

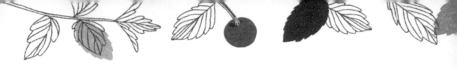

Day 328 欣賞身體
在人生中出席

你是否曾經因為身體不自在而取消計畫？作為人類，我們迷戀連結。人際關係可以滋養我們的心靈，賦予健康益處，提昇生活品質和長壽。孤立會增加孤單、焦慮和憂慮感。

> 練習
> 設定意念出席社交場合，無論對自己的身體有什麼看法。你需要什麼才能撐過去？舒適合身的衣物？專注於對話，而不是令人痛苦的身體想法？

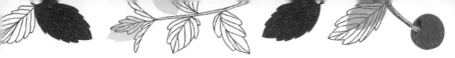

放下節食文化

Day 329 若你在尋求健康：創造無關體重的目標

有些人錯誤地認為不關注體重，意味著不在乎健康。這是很大的誤解。請記得，體重不是行為，也不是健康或體能的指標。想要感覺健康沒有錯，健康也不是道德規範。

若你想要追求健康的行為，有許多不關注體重的方式。不妨考慮下列建議：

- 持續獲得充足睡眠。

- 以感覺良好的方式運動身體。

- 培養和投資有意義的關係。

- 學習如何冥想。

原則十 ｜ DAY 330-365

以溫和營養
維繫健康

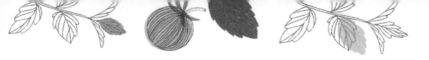

Day 330

本週意念

暫停

當你聽到營養有什麼感覺？是否因為焦慮而背脊發涼？也許帶有恐懼或羞恥感？實踐這項原則之前，你與身體、心靈和食物的關係大部分獲得療癒是極為重要的。不幸的是，節食文化讓人們對於飲食選擇和身材感到羞恥。這種創傷需要被療癒。日漸增加的研究顯示羞恥感對於身心健康有深遠的影響[38]。

儘管營養扮演著預防許多慢性疾病的角色，還有其他因素甚至會更深遠地影響健康：

- 健康的社會決定因素，包含種族歧視、經濟狀態、醫療保健資源和居住地。

- 創傷或童年不良經驗。光是美國，前十大死因中至少有五項與童年不良經驗有關。

- 人際關係與社交聯繫。孤獨和社會孤立被視為最嚴重的公共衛生問題之一。

選擇延遲練習這個原則絕對不會被批評或是感到羞恥。請記得，心理和生理健康同等重要。待你準備好閱讀這一章時，將它視為自我照顧的形式深入研究這項原則。只有你可以決定什麼時候開始。

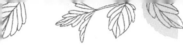

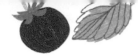

 自我照顧

評估是否要承接新專案或責任

我們太容易因為對專案和機會動心就跳下去。關鍵在於評估同意後的預期後果。下列的澄清問題有助於評估影響:

- 這個機會符合我的價值觀和願景嗎?

- 它是否符合我的需求之一——例如經驗、經濟、教育?

- 它會讓我更新、筋疲力竭,或是對我的情緒能量帶來普通影響?

- 我有時間和精力嗎?倘若沒有,我是否願意(和能夠)放下其他義務、全心參與這個計劃?

有時候,婉拒這個機會是對雙方都好的善意行為,特別是倘若你無法全神貫注地完成計畫。

Day 332

直覺飲食小語

直覺飲食可以幫助
停止家中傳承的節食文化。
從我開始。

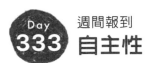

Day 333 週間報到
自主性

自己決定是否準備好進行「以溫和營養維繫健康」原則的感覺
如何？相較於他人告訴你該做什麼的感覺有何不同？這是關於
自主性和瞭解個體需求，最終替自己決定怎麼做最好。想要暫
停，等你準備好再開始也沒關係。

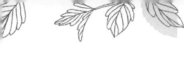

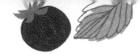

培養信任感
微觀管理和控制飲食會破壞信任感

當你試圖控制每一口食物,便奪去自己觀看身體如何自然調節和引導進食的機會。換言之,微觀管理(micromanaging)剝奪了身體作業的直接經歷和證據。經年累月下來,可以理解你有很多懷疑和受侵蝕的信任感。

下次當你察覺自己吃了「太多」或「錯誤」食物,試著以好奇的意識留意發生的事,不需要對糾正行為進行微觀管理。請走自己的路,讓身體告訴你它可以做什麼。

Day 335

實踐肯定語
我不需要完美

人非聖賢,孰能無過。努力實現不可能的完美主義理想,會讓你感到挫折和不斷焦慮。這項練習將肯定犯錯視為直覺飲食途中的一部分——這就是學習和成長的方式。

> 練習
> 回想你因為犯錯而學到關於自己某些事情的時刻。也許你太久未進食,瞭解到原始飢餓感的力量和生物學。或許你沒有聽身體的話,過於努力或過度鍛煉而受傷。當腦中清楚浮現這個情境,連結到理解與體諒的感受。
>
> 強化這份感受,手撫心口或自我擁抱,緩慢地重複三次:**我不需要完美。**

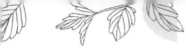
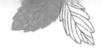
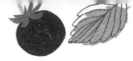

自我同情

進度不會直線發展

有時候，我們不切實際地想要持續進步。倘若你進行節食或微觀管理飲食很多年，期待努力幾個月就可以掙脫節食文化心態是不合理的（更不用說要學習傾聽身體的新語言）。請瞭解平凡穩定的自我連結是有價值的，即便它看似毫無新意。

這是練習自我同情的機會，特別是在艱難時期有自責傾向的人。請記得，你不能以霸凌方式逼迫自己成長或愛自己。有時候感到氣餒或沮喪很正常──你並不孤單。

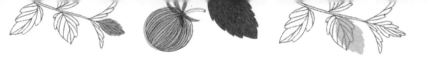

本週意念
留意身體和食物選擇的一致性

滋養不只是我們選擇攝取的食物營養。為了食物選擇煩惱會嚴重破壞心理健康，增加無謂的壓力和痛苦。追求健康飲食沒問題，只要你與食物的關係也是健康的。

單純依賴外在營養標示會將注意力從身體經驗轉移，包含口味和食物在餐間與餐後的體內感受。後者被稱作「身體食物選擇一致性」，它是內感知覺的一種、非常個人的體驗。

本週目標：留意食物在餐間和餐後的體內感受。例如，你可能喜歡吃大份沙拉當午餐，餐間也覺得很棒。然而或許沙拉的飽足感不持久，1-2小時後就餓了。或是也許你發現自己喜歡甜甜圈的味道當早餐，但是如果正餐只吃甜甜圈，你不喜歡它在體內的感覺。或是你喜歡晚餐吃辣肉醬配玉米麵包，享受體內心滿意足的感覺。這裡沒有對錯，只是關於你獨特的飲食體驗。

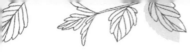

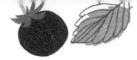

內感知覺

身體感覺：在你的腹部裡面

我們有許多情緒都是在腹部體驗。你越熟悉此處的感覺，將越有助於分辨來自情緒的飢餓感線索。

觸發警告：開始練習前，請詳閱整個流程。若你有任何不舒服或是創傷史，請自由跳過這項練習。我們將透過請你留意表面感受來開始這項練習。接著，我們會轉向體內感覺。

採取舒適的坐姿、背部緊靠在椅子上，或是躺下來（床、墊子或地板都可以）。首先，留意背部靠在椅子上或地上的感覺。

將一隻手放在腹部區域，將意識放在手和皮膚之間的感受。你注意到什麼？將注意力停留在那裡，直到清楚地偵測到手放在肚子上的感受。

最後，將意識放在腹部區域裡面，在手和背部之間的組織。留意你的感受。它有觸感、顏色、形狀嗎？整體來說，這個感覺是愉快、不悅、還是普通？

Day
339

直覺飲食小語

我的性格和價值
不是由飲食選擇所定義。

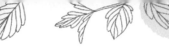
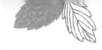
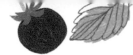

Day 340 週間報到

用完正餐或點心後，食物在體內的感覺如何？

當你越能留意身體食物選擇一致性，便越能根據真實理解發展出個人的體驗目錄。你將能夠預測何種料理或點心對你最好──在體內感覺良好、飽足感持久。例如，你會更清楚在壓力的情況下該吃什麼，像是演講或面試前。你想要獲得滋養與飽足感，但是不希望飽到不舒服。這種真實理解也可以幫助修復你與食物的關係，因為你明白自己的身體值得被信任。

Day 341

餐間冥想

滋養是蛻變

如同陽光滋養植物，使其成長茂盛，
食物進入我的身體，
轉化成活的細胞、活的組織、活的器官。
願我敬佩和感激食物在體內的蛻變。

Day 342

欣賞身體

你沒有欠任何人較小的身體

若你的伴侶逼迫你改變身材或減重,那不是愛,而是物化。我們的身體會改變——理應如此。我們是動態、有生命的、不斷進化的生物。健康的關係以愛、互相尊重和自主性為基礎。有時候身體成為關係裡更深衝突的假議題。責怪身體比處理感情的混亂問題容易和安全多了。

若你沒有伴侶,想要等到身材符合社會標準再開始交友,你這是在傷害自己(加強自我物化與體重污名)。擁有珍視你的性格與人性,而不是只重視身體的伴侶,對於心理健康至關重要。所有身材和體型的人都可以找到健康和圓滿的愛情。若你渴望談戀愛,你也值得這種愛情。

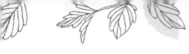

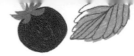

 Day 343

放下節食文化

好好教導孩子——
終止節食文化的傳承

若你有小孩、或是計畫有小孩，你可以終止節食文化在自己家庭傳承的想法，如此將賦予權力、具有深遠意義和療癒。你可以幫助小孩免受節食文化的無謂折磨，這種觀念經常轉變成家庭價值，代代相傳。

這可能意味著：

- 告訴親戚你不想讓孩子暴露在節食話題、健康話題、身材讚美或批判。他們不需要同意你的觀點，只需要尊重你的界線。

- 請記得你不是在**要求任何人改變其飲食行為和活動模式**——因為你相信身體自主性。而是要求他們別在孩子面前討論或八卦這些議題。

本週意念
放下你的「飲食身份」

有時候,特殊的飲食方式賦予人一種身份,讓他們感到獨特,甚至優越於他人。然而這種生活方式真的很辛苦,並且嚴格遵循會導致社會孤立或飲食失調。

想要活得健康和感覺良好真的沒有錯,但它不是人性所需。你不需要參與表演性飲食,或是實際的健康狀況良好,才能擁有尊嚴或自我價值。遺憾的是,因為有毒的節食文化,體型大的人可能會覺得需要這樣吃,才能在公共場合安心進食。難過的是,他們不斷地收到不請自來的建議,甚至會被家人、同事、朋友或陌生人欺負。(這就是我們需要努力消滅節食文化的原因。)

本週目標:探索你重視自己哪些無關飲食的特質和性格。若覺得很有挑戰,想像朋友或愛人會如何描述你可能有幫助。放下你的飲食身份會是如何?

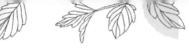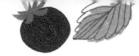

 愛的界線

提前規劃

若你想要提昇生活品質和減輕壓力負擔,最好提前設定界線,不要等到需要它的危機時刻。當你未說明的界線被跨越,很容易變得反應遲鈍,或是措手不及、全身僵硬說不出話,同時內心在沸騰。

我們可以設定界線保護自己免受節食文化荼毒。設定和維護界線是一種持續練習。積極的界線可以看起來像這樣(也許透過電話、電子郵件或當面對話):

- 當我們一起吃午餐的時候,假使能夠不要談論或批評任何人(包含你自己)的飲食選擇或遭遇,我會很感激。

- 我只是想讓你知道,倘若你的鄰居不能停止談論其飲食方式,我會安靜地離開對話。

- 我真的需要一個不會嫌棄身材的空間。下次聚會前,我們可以先約定好嗎?

- 下次的家族聚會,我寧願不談論任何人的節食方式。

Day 346 培養信任感
視角會改變一切

倘若你換個角度看待自己與身體的關係會是如何？試著說「我會懷疑自己、不信任身體是情有可原的，因為我被＿＿＿＿＿＿給制約了。（填入符合你的情況，例如家庭、朋友、社群、健康影響者、節食文化、醫療保健人士、父母、身體史和/或節食經歷。）

這個觀點帶來最重要的領悟是文化性的制約可以被重設和解除。想像當你每次感覺不信任身體的時候，可以善意地提醒自己，「噢，那是我的制約，我在努力重設。」

Day 347 週間報到
放下表演性飲食

你是否已經被制約，相信必須表演才能被愛和證明自我價值？事實上，每個人生來就值得擁有尊嚴和尊重，不需要表演。這包含了表演性飲食，例如成為「健康的人」，或是以某種飲食方式來滿足他人的期待。你可能會發現，放下表演以後，它創造了更多大腦空間，幫助你真誠地與自己和他人連結。你需要什麼才能感到安全，放下表演性飲食？

Day 348

直覺飲食小語

直覺飲食是內在的返家旅程——
它的終點不在筷子上。
而是關於連結與身體尊嚴。

Day
349

實踐肯定語
我的人生經歷就是我的真理

你珍貴的人生經歷就住在身體和心靈裡——真理的守護者。節食文化破壞了這種神聖的內在認知。這項練習肯定和認同你的人生經歷是與身體、心靈、食物培養健康關係的重要部分。

> **練習**
> 從自己的經驗中回想,當你發現遵循他人的飲食規則或身材理想是在傷害自己的時候—你的身體和心靈。你從自我經驗中明白這一點,或許得到深刻的領悟。當腦中清楚浮現這個情境,連結內在認知的感覺。
>
> 放大這份感受,手撫心口或自我擁抱,緩慢地重複三次:**我的人生經歷就是我的真理。**

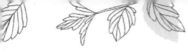
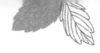
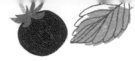

情緒與渴望

與情緒失去連結

我們在童年時期學習管理和調節情緒。然而若是你感到丟臉，或是被教導不能有情緒，它們就會被壓抑。有時候壓抑是為了活過童年和／或熬過創傷的方式。孩童需要安全的環境，以及幫助他們安撫和肯定情緒的監護人。沒有情緒調節的練習，將無法學習如何信任，更不用說管理波動的情緒狀態。有時候體驗情緒變成令人害怕的來源和事情——害怕被情緒勒索。

幸好，療癒是可能的。許多有效的新式療程能夠處理這些與依附關係、家庭系統、創傷框架有關的議題。你可能需要與信任的諮詢師一起努力，幫助你療癒。

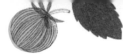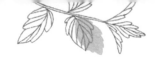

本週意念
面對蔬菜難關

當你沈浸在節食文化中,很常會覺得吃蔬菜很衝突。思考以下情境,也許感覺

- 厭惡蔬菜:當你將蔬菜和節食、限制飲食聯想在一起,很容易會不喜歡蔬菜。因此,它經常是處罰性和沒有味道的組合。

- 害怕吃蔬菜會誘發節食:新的直覺飲食者很常不願意吃蔬菜,他們害怕自己再次掉入節食文化的洞裡。

- 吃不夠會感到愧疚:有時候,人們對於每日蔬菜攝取量不足會感到愧疚。

節食文化沒有要求蔬菜。若你準備好要重新歡迎蔬菜,請繼續閱讀下去。若尚未準備好,無論如何,請現在跳過這項練習!

這項練習是關於轉移注意力,享受食用不同型態、風味和口感的蔬菜。沒有什麼比內疚更能扼殺飲食樂趣。請記得,每隔幾天或幾週要檢查自己的飲食模式,不是只維持一天。

本週目標:留意將蔬菜當作正餐、配菜或裝飾食用時,餐間和餐後有什麼感受。探索味道豐富的方法將蔬菜加入餐點裡——也許開發新的調味料和香料、添加堅果或使用沾醬。

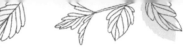
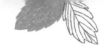
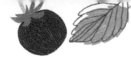

 内感知覺

身體感覺：認知失調

認知失調是一種矛盾狀態，你的思想、行動和語言無法與信念一致。當你同時出現互相衝突的想法、信念和價值觀，那種不舒服的感覺就是認知失調。它是令人非常不安的感覺，經常會先出現在身體。有時候會覺得不對勁——哪裡不舒服。

追求刻意減重是與直覺飲食有關的認知失調範例。許多研究顯示節食對多數人無效——它的效果不持久，提高增加更多體重的風險（請記得，體重增加本身不是負面的），和造成生理和心理傷害[39]。

這是真的，無論你縮小身材的意圖是「健康」或外表；無論你稱它為「節食」或「生活風格」；無論你是否和專業醫療人士合作！事實上，這些研究大多數都顯示有醫療監督還是有害與無效。

更多的是，追求減重會干擾你成為直覺飲食者的過程，因為它將焦點轉移至外在飲食規則，而不是內在過程。留意你對節食無效的想法有什麼感覺。它是否讓你憤怒？它是否讓你處於認知失調狀態？你在身體哪個部位感覺到它？

 Day 353 自我同情
保持好奇，而非自我批評

當你在探索身體和食物的念頭，練習以溫柔好奇心的應援詞彙，而不是批判自己。

我好奇什麼導致了_____：

• 壓倒性的食物渴望和接著的暴食？

• 完全無視我的生理飢餓感？

• 對我的身體感到羞恥？

有沒有可能是_____：

• 我有不切實際的期待？

• 我被過去的創傷刺激？

• 我還有一些療癒未完成？

 Day 354 週間報到
飲食的喜悅

請記得，你的身體不會打卡。你不會因為一天或一週的飲食就突然營養不足。嘗試以不同風味方式食用蔬菜的練習進展得如何？

Day 355

放下節食文化
尋找意義

有一種療癒和釋放節食文化的方法，是透過尋找意義來切換視角，每個人的方式都不同。我們無法改變過去，但可以從中學習。深度學習（和遺忘）可以幫助你超越和放下。

藉由反思這些問題，思考你在參與和放下節食文化的過程中學到哪些關於自己的事情：

- **它是否改變了你看待他人和其他身體的看法？**

- **關於想要如何撫養家庭，它是否帶給你不同觀點？**

- **它是否改變了你和他人的互動方式？**

- **它是否澄清你的價值和 / 或熱情？**

最後，也許你的人生經驗已經教導你節食無效，讓你遠離節食文化不停變化的辭藻。

Day
356

直覺飲食小語

世界上沒有完美的
直覺飲食者

Day
357

自我照顧
創造一份自我安撫和放鬆的音樂播放清單

音樂的力量很強大——它是我們情緒的直接門戶,甚至可以平靜我們的神經系統 40。使用下列風格的音樂,替各種心情狀態創造與策劃音樂播放清單。

- 安撫和放鬆

- 活力十足,幫助你釋放不安能量

- 連結未表達的感受,例如悲傷或憤怒

- 提昇、超越

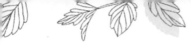

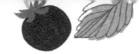

本週意念

滋養如同自我照顧

有時候你的飢餓信號會因為壓力或疾病而完全失常。你的身體在這些時候依舊需要滋養。此時可以仰賴有智慧的大腦，結合過去經驗，找到滋養身體的各種方法。這項練習部分是要瞭解你喜歡和容忍的食物，以及什麼食物能夠持久地支持你。另一個關鍵議題是你的能量水平。例如，你生病的時候，可能沒有精力製作三道菜（就算你喜歡下廚）。這種時候，重要的是允許自己休息、晚上不做飯。也許表示要依賴一些你曾經吃過的冷凍餐點或剩餘飯菜。事前規劃在此時很有幫助，滋養有如自我照顧的計畫能夠支持你做到。

本週目標：藉由回答這些問題，創造你的滋養照顧計畫（同時考慮經濟能力、收納空間和現有的烹調設備）：

餐食：你能夠接受哪些簡單美味、提供足夠營養的餐點？也許是湯和吐司？烤乳酪三明治？果昔等流質食物？

點心：你能接受哪些簡單、填補正餐空缺的點心？考慮這些可能性：優格、花生醬吐司、香蕉和冰淇淋、穀片和牛奶、堅果和果乾、拿鐵咖啡和水果。

Day
359

培養信任感
你的意圖是什麼？

有時候，做同樣的行為可能表示你在回歸飲食文化，或是表示你以自我照顧為優先考量──一切都歸結於意圖。將兩者做區分可能很棘手，還可能造成自我信任的缺口。舉例來說，也許你決定準備一週的餐食。使用備餐來限制食物攝取是節食文化的行為。另一方面，使用備餐省錢、減少下廚壓力，特別是趕時間的時候，則是很好的自我照顧。另一個例子是選擇沙拉當作午餐。食用沙拉減少食物攝取是節食文化的行為。倘若沙拉聽起來美味清爽，然而，那就在重視直覺飲食的滿足感。

不確定的時候，不妨自問：這個行為背後的意圖是什麼？

請記住，發現揮之不去的節食文化意圖並不可恥。若是這樣，謝謝你的情緒誠實，如此會建立自我信任感！接下來，思考你會如何調整行為，藉以支持直覺飲食的旅程。

愛的界線

面對節食文化與社會正義的議題

一旦你察覺節食文化，會開始到處看到它。瓦解節食文化需要能量，若你打算長期抗戰（我希望你是），保護我們有限的能量至關重要。宣傳很重要，我相信我們可以每次用一段對話來改變風氣。

你不需要和每個不採取直覺飲食的人接觸或教育他們。為了幫助判斷一段對話需要投注多少時間精力、是否該進行，我發現將我的能量頻寬與社會正義倡議者德西蕾・艾德維（Desiree Adaway）的箴言結合很有幫助：「他們可以聯繫上嗎、受教嗎、準備好了嗎？」

週間報到

輕鬆地滋養自己有如自我照顧

考慮將滋養照顧計畫紀錄在容易取得的地方，例如手機的筆記本應用程式、寄給自己的電子郵件。如此允許你在日常生活中隨時新增和編輯內容。請確保有一些簡單免烹飪的選項，像是外送或微波食品。

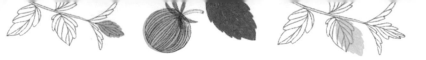

Day 362 實踐肯定語
我綻放和體現愛

在重視外表的節食文化中成長和生活，可能會灌輸一種不歸屬感，特別是因為絕大多數人不符合社會崇拜的瘦身理想。長久下來，你對自己和來自他人的愛，可能會感覺被外表制約。你不僅可愛，內心更是愛的化身。無論你從鏡中看到什麼，這是真理。這項練習會肯定愛的真正本質。

練習
回想你感覺愛自己的時刻。也許是你很小的時候。也許是你身處大自然，看著日出或無敵景觀，感覺到你愛自己。這項練習也許對你來說特別難。坐一下，查看你是否想起任何事件或情境。若沒有，回想你深愛著他人或寵物的時刻。連結這份愛的感覺。現在，放大這份感覺並導向自己。

手撫心口或自我擁抱，緩慢地重複三次：**我綻放和體現愛**。

Day
363

直覺飲食小語

當我和身心需求以及

慾望產生更多連結，

我發現直覺飲食的道路會改變人生。

Day 364 放下節食文化
憐憫受困於節食文化中的人

當聽到其他人熱情地談論最新的節食生活風格時，被觸發或動怒是很常見的。還記得你曾經有過因希望和興奮而頭暈目眩的感覺嗎？還記得確信這次真的找到答案了嗎？最後，可以預測地，你謙虛地相信這種節食生活風格無效，並且伴隨龐大的代價。活在節食文化的痛楚中是一種折磨、滿心期待、失望落空。

總有一天，你會從節食文化中完全獲得自由，並且同情那些依然糾纏於節食之網的人。當人們感覺準備好，就會做出改變。有時候他們需要自我經驗和領悟才會放下。當他們這麼做的時候，你可以協助他們指引方向。

Day
365

餐間冥想
感謝特權

願無謂的折磨將有終點。

願無人感到飢餓。

願食物安全遍及世界。

願我不習以為常地看待享用營養餐點的特權。

練習與靈感分類列表

欣賞身體：
Days 5, 24, 44, 58, 77, 91, 107, 126, 146, 160, 175, 196, 213, 233, 248, 265, 283, 304, 328, 342

培養信任感：
Days 2, 14, 26, 38, 49, 61, 73, 86, 98, 110, 122, 133, 145, 156, 168, 180, 192, 205, 217, 229, 241, 252, 264, 276, 287, 299, 311, 322, 334, 346, 359

實踐肯定語：
Days 13, 28, 41, 55, 69, 83, 97, 114, 128, 142, 157, 171, 184, 198, 212, 226, 240, 254, 266, 280, 296, 310, 321, 335, 349, 362

情緒與渴望：
Days 16, 40, 65, 87, 112, 143, 188, 220, 257, 282, 314, 350

內感知覺：
Days: 3, 19, 33, 52, 66, 80, 96, 111, 125, 138, 152, 166, 181, 195, 209, 223, 237, 250, 262, 275, 286, 300, 313, 327, 338, 352

直覺飲食小語：
Days 9, 17, 27, 35, 42, 51, 59, 68, 76, 84, 94, 101, 108, 115, 124, 131, 139, 147, 154, 161, 170, 178, 185, 194, 202, 210, 219, 227, 236, 244, 251, 259, 268, 278, 285, 293, 301, 308, 315, 324, 332, 339, 348, 356, 363

放下節食文化：
Days 7, 20, 34, 48, 62, 75, 90, 104, 119, 135, 150, 164, 177, 189, 203, 216, 231, 245, 258, 272, 289, 303, 317, 329, 343, 355, 364

愛的界線：
Days 12, 31, 56, 79, 103, 129, 153, 174, 206, 234, 269, 297, 325, 345, 360

餐間冥想：
Days 23, 47, 70, 93, 117, 140, 163, 187, 201, 224, 247, 271, 294, 318, 341, 365

週間報到：
Days 4, 11, 18, 25, 32, 39, 46, 53, 60, 67, 74, 81, 88, 95, 102, 109, 116, 123, 130, 137, 144, 151, 158, 165, 172, 179, 186, 193, 200, 207, 214, 228, 235, 242, 249, 256, 263, 271, 277, 284, 291, 298, 305, 312, 319, 326, 333, 340, 347, 354, 361

自我照顧：
Days 10, 30, 45, 63, 82, 100, 118, 132, 159, 173, 191, 208, 222, 238, 255, 273, 290, 306, 331, 357

自我同情：
Days 6, 21, 37, 54, 72, 89, 105, 121, 136, 149, 167, 182, 199, 215, 230, 243, 261, 279, 292, 307, 320, 336, 353

本週意念：
Days 1, 8, 15, 22, 29, 36, 43, 50, 57, 64, 71, 78, 85, 92, 99, 106, 113, 120, 127, 134, 141, 148, 155, 162, 169, 176, 183, 190, 197, 204, 211, 218, 225, 232, 239, 246, 253, 260, 267, 274, 281, 288, 295, 302, 309, 316, 323, 330, 337, 344, 351, 358

致謝辭

這本書真的是愛的勞動。我在非常艱難的時期撰寫它——疾病大流行期間、全球的社會正義提升、我的父親過世。我非常感謝：

- **Cara Bedick**，我的編輯，帶來一本我真的很自豪的書籍。感謝你的編輯指導和延長書稿截止日期。感謝整個 **Chronicle Prism** 團隊。特別感謝 **Marisol Ortega** 的插畫。

- **David Hale Smith**，我在 **Inkwell Management Literary Agency** 的長期文學代理人。他不僅擁護這本書，還富有同情心地見證了我無法寫作的黑暗日子。

我在本書分享的智慧是從患者、老師、科學家和思想領袖那裡得到的知識結晶。錯誤都是我的。我特別感謝以下人員：

- **Daniel P. Brown, PhD**
- **Cynthia Price, PhD, MA, LMT**
- **Desiree Adaway**
- **Fiona Sutherland, MSc, APD, RYT**
- **Diane Keddy, MS, RD**
- **Greta Jarvis, MS**
- **Daniel R Siakel, PhD**
- **Christy Roletter**
- **Samantha Mullen**
- **Tracy Tylka, PhD**
- **Elyse Resch, MS, RDN, CEDRD-S**
- **Ryan Seay, PhD**
- **Andrew Huberman, PhD**
- **Sonalee Rashatwar, LCSwMEd**

最後，感謝直覺飲食專家和直覺飲食社群的熱情支持。

參考文獻

1. Cascio, C. N., O'Donnell, M. B., Tinney, F. J., Lieberman, M. D., Taylor, S. D., Strecher, V. J., and Falk, E. B. (2016). "Self-affirmation activates brain systems associated with self-related processing and reward and is reinforced by future orientation." *Social Cognitive and Affective Neuroscience* 11 (4): 621–629, doi: 10.1093/scan/nsv136.

2. Linardon, J., and Messer, M. (2019). "My fitness pal usage in men: Associations with eating disorder symptoms and psychosocial impairment." *Eating Behavior* 33: 13–17, doi: 10.1016/j.eatbeh.2019.02.003; Levinson, C. A., Fewell, L., and Brosof, L. C. (2017). "My Fitness Pal calorie tracker usage in the eating disorders." *Eating Behavior* 27: 14–16, doi: 10.1016/j.eatbeh.2017.08.003. Accessed May 28, 2020.

3. Atlasofemotions.org.

4. Oswald, A., Chapman, J., and Wilson, C. (2017). "Do interoceptive awareness & interoceptive responsiveness mediate the relationship between body appreciation & intuitive eating in young women?" *Appetite* 109: 66–72, https://doi.org/10.1016/j.appet.2016.11.019.

5. Dweck, Carol S. *Mindset: The New Psychology of Success.* New York: Random House, 2016.

6. Adapted from the research of: Alleva, J. M., Martijn, C., Van Breukelen, G. J. P., Jansen, A., and Karos, K. (2015). "Expand Your Horizon:A programme that improves body image and reduces selfobjectification by training women to focus on body functionality.'Body Image 15: 81–89, https://doi.org/10.1016/j.bodyim.2015.07.001.

7. Krebs, P., Norcross, J. C., Nicholson, J. M., and Prochaska, J. O. (2018). "Stages of change and psychotherapy outcomes: A review and meta-analysis." *Journal of Clinical Psychology* 74 (11): 1964–1979, https://doi.org/10.1002/jclp.22683.

8. Tribole, E., and Resch, E.*Intuitive Eating*, fourth ed. New York: St. Martin's Press Essentials, 2020.

9. Lydecker, J. A., and Grilo, C. M. (2019). "Food insecurity and bulimia nervosa in the United States." *International Journal of Eating Disorders* 52 (6): 735–739; Becker, C. B., et al (2017). "Food insecurity and eating disorder pathology." International *Journal of Eating Disorders* 50: 1031–1040.

10. Schwartz, S. H. (2012). "An overview of the Schwartz Theory of Basic Values." *Online Readings in Psychology and Culture*, 2 (1).

11. Mann, T., et al (2007). "Medicare's search for effective obesity treatments: Diets are not the answer." *American Psychologist* 62 (3): 220–233; National Health and Medical Research Council. (2013). *Clinical practice guidelines for the management of overweight and obesity in adults, adolescents and children in Australia.* Melbourne: National Health and Medical Research Council, 160; O'Hara, L., and

Taylor, J. (2018). "What's wrong with the 'War on Obesity?' A narrative review of the weight-centered health paradigm and development of the 3C framework to build critical competency for a paradigm shift." *Sage Open* 8, no. 2: 2158244018772888.

[12] La Berge, A. F. (2008). "How the ideology of low fat conquered America." *Journal of the History of Medicine and Allied Sciences* 63 (2): 139–177, https://doi.org/10.1093/jhmas/jrn001.

[13] Uvnäs-Moberg, K., Handlin, L., and Petersson, M. (2015). "Self-soothing behaviors with particular reference to oxytocin release induced by non-noxious sensory stimulation." *Frontiers in Psychology* 5 (1529): 1–16.

[14] Strings, S. *Fearing the Black Body: The Racial Origins of Fat Phobia*. New York: NYU Press, 2019.

[15] Ruch, W., and Proyer, R. (2015). "Mapping strengths into virtues: The relation of the 24 VIA-strengths to six ubiquitous virtues." *Frontiers in Psychology* 6 (460): 1–12.

[16] Pinsker, J. "Something Is changing in the way people eat at home." *The Atlantic*, May 22, 2019, https://www.theatlantic.com/family/archive/2019/05/meals-couches-bedrooms-kitchen-table/590026.

[17] Allen, S. *The Science of Awe*. Berkeley: Greater Good Science Center at UC Berkeley, September 2018.

[18] "How does skin work?" *InformedHealth.org,* Cologne, Germany: Institute for Quality and Efficiency in Health Care, last updated April 11, 2019, https://www.ncbi.nlm.nih.gov/books/NBK279255; Yavorski, K. "What is the life span of skin cells?" Sciencing.com updated April 5, 2019, https://sciencing.com/lifespan-skin-cells-5114345.html.

[19] Communication and verification via Andrew Huberman, Ph.D., Stanford University.

[20] Lukin, K. "Toxic Positivity: Don't Always Look on the Bright Side." *Psychology Today*, August, 1, 2019, https://www.psychologytoday.com/us/blog/the-man-cave/201908/toxic-positivity-dont-always-look-the-bright-side.

[21] Laskowski, E. "What's a normal resting heart rate?" Mayo Clinic, August 29, 2018, https://www.mayoclinic.org/healthy-lifestyle/fitness/expert-answers/heart-rate/faq-20057979.

[22] See note 11.

[23] Peneau, S., Menard, E., Mejean, C., et al. (2013). "Sex and dieting modify the association between emotional eating and weight status." *American Journal of Clinical Nutrition* 97: 1307–1313, https://doi.org/10.3945/ajcn.112.054916.

[24] Rogers, C. R. *On Becoming a Person: A Therapist's View of Psychotherapy*. New York: Houghton Mifflin Publishing, 1995. Reprinted by permission of Houghton Mifflin Harcourt Publishing Company. All rights reserved.

25 Nietzsche, F. *Thus Spoke Zarathustra: A Book for All and None*. Translated by Walter Kaufmann. New York: Modern Library, 1995, 34–35.

26 See note 11.

27 Mehling, W. E., Chesney, M. A., Metzler, T. J., et al. (2018). "A 12-week integrative exercise program improves selfreported mindfulness and interoceptive awareness in war veterans with posttraumatic stress symptoms."*Journal of Clinical Psychology*74 (4): 554–565, https://doi.org/10.1002/jclp.22549.

28 Taylor, L. *My Stroke of Insight*. New York: Penguin Publishing Group, 2008, 146. Kindle Edition.

29 "Why electronics may stimulate you before bed." *SleepFoundation.org*, accessed May 28, 2020, https://www.sleepfoundation.org/articles/why-electronics-may-stimulate-you-bed.

30 Turner, P., and Lefevre, C. (2017). "Instagram use is linked to increased symptoms of orthorexia nervosa." *Eating and Weight Disorders* 22: 277–284, https://doi.org/10.1007/s40519-017-0364-2.

31 Kübler-Ross, E., and Kessler, D. *On Grief and Grieving: Finding the Meaning of Grief Through the Five Stages of Loss*. New York: Scribner, 2005.

32 Killingsworth, M., and Gilbert D. (2010). "A wandering mind is an unhappy mind." *Science*330 (6006): 932–932. doi: 10.1126/science.1192439.

33 See note 24.

34 Kale, S. "Skin hunger helps explain your desperate longing for human touch." *Wired*, April 29, 2020, https://www.wired.co.uk/article/skin-hunger-coronavirus-human-touch.

35 Craig, A. D. (Bud). *How Do You Feel? An Interoceptive Moment with Your Neurobiolgical Self*. Princeton: Princeton University Press, 2014, 222.

36 Holding an ice cube is a distress tolerance technique from Marsha Linehan, PhD, creator of dialectical behavior therapy, also known as DBT.

37 Strickland, J., and Smith, M. (2014). "The anxiolytic effects of resistance exercise." *Frontiers in Psychology* 5: 753, https://doi.org/10.3389/fpsyg.2014.00753.

38 Dolezal, L., and Lyons, B. (2017). "Health-related shame: an effective determinant of health?"*Medical Humanities* 43: 257–263.

39 See note 11.

40 Dana, D. . *The Polyvagal Theory in Therapy: Engaging the Rhythm of Regulation* (Norton Series on Interpersonal Neurobiology) New York: W. W. Norton & Company, 2018, 87–88.

關於作者

伊芙琳・崔伯（Evelyn Tribole）是美國註冊營養師、合格飲食失調營養師督導，著有10本書籍，共同合著暢銷書《直覺飲食》，提供身心自我照護的飲食架構，以10項原則為基礎，關於直覺飲食的研究有125項，證實了直覺飲食的益處。

熱情的艾芙琳在世界多國演講並開設工作坊，獲得「出奇智慧與風趣」的美譽。艾芙琳熱愛訓練健康產業的專業人士，讓他們協助個案透過直覺飲食打造健康的身體、心靈、食物關係。如今，全球有上千位合格的直覺飲食顧問，遍佈於23個國家。

媒體經常尋求艾芙琳的專業，數百場訪談內容散見於《紐約時報》、有線電視新聞網、全國廣播公司的《今日秀》、美國全國廣播公司網絡電視、福斯新聞、美國今日、《華爾街日報》、《大西洋雜誌》、《風尚雜誌》、《快樂，多10%就足夠》、《時人雜誌》。艾芙琳是「早安美國」的營養專家，曾經擔任美國飲食協會發言人長達6年。

艾芙琳曾獲選為1984年美國第一屆女性馬拉松奧林匹克儲備選手。儘管如今不再參賽，她仍然熱愛桌球和熱衷於登山。她最喜歡的食物是巧克力——當它可以被慢慢地品嚐。